AF495581

CONSULTATIONS PRATIQUES

SUR LES

MALADIES DU FOIE

PAR LE

Dr AVIÉRINOS

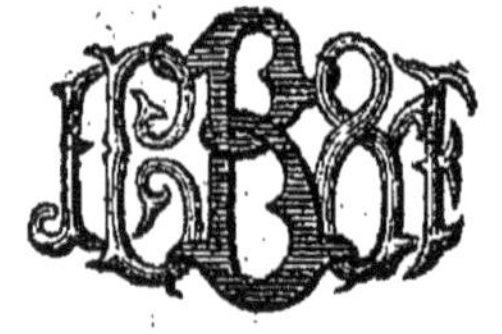

PARIS

LIBRAIRIE J.-B. BAILLIÈRE ET FILS

19, RUE HAUTEFEUILLE, 19

—

1910

CONSULTATIONS PRATIQUES

SUR LES

MALADIES DU FOIE

CONSULTATIONS PRATIQUES

SUR LES

MALADIES DU FOIE

PAR LE

Dr AVIÉRINOS

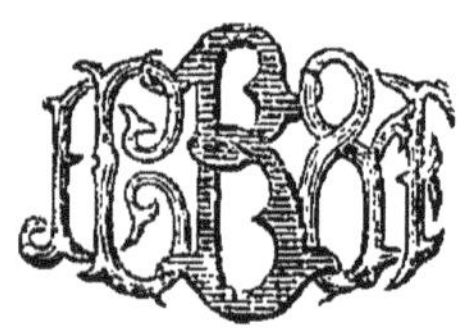

PARIS

LIBRAIRIE J.-B. BAILLIÈRE ET FILS

19, RUE HAUTEFEUILLE, 19

—

1910

PRÉFACE

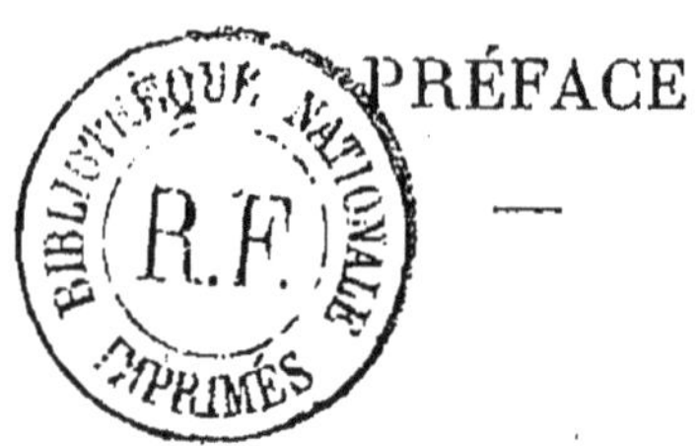

Ce petit livre, que j'ai le plaisir, après celui de l'avoir écrit, de présenter à mes confrères, est un ouvrage sans prétention scientifique, et sans originalité. Il est la mise au point de la thérapeutique courante d'un organe important, auquel je me suis plus particulièrement intéressé.

Le rôle dévolu au foie, dans le maintien de l'équilibre vital, est considérable. L'énumération de ses principales fonctions, toutes solidaires : biligénie, glycogénie, uréogénie, destruction des poisons, suffit à le démontrer. Peu d'organes ont plus profité que le foie, ce laboratoire de sécrétion, d'emmagasinement et d'élimination, des conquêtes réalisées ces dernières années, dans le multiple domaine de la chimie biologique, de l'expérimentation et de la bactériologie. Et il a reconquis, sans conteste, dans la pathologie moderne, l'un des premiers rangs, qu'il occupait jadis, dans la hiérarchisation de Galien.

Composées durant les heures de loisir laissées

par la clientèle; par un simple médecin praticien,
ces consultations tendent à un seul but : être uti-
les, sous une forme concise et pratique.

Les maladies sont placées par ordre alphabéti-
que, pour faciliter les recherches. Au-dessous de
chacune d'elles, quelques mots d'étiologie, de
symptomatologie et de diagnostic. Enfin, j'ai cher-
ché à formuler des exemples d'ordonnances appro-
priées à chacune de ces maladies. — Comme intro-
duction, quelques règles sommaires pour l'examen d'un hépatique.

J'ai voulu faire pour mes confrères, qui savent
trop la valeur du temps et les soucis et les embarras que l'on rencontre, à vouloir trouver vite une
formule ou une indication thérapeutique dans dé
gros ouvrages, un vade-mecun portatif et d'une
immédiate utilité.

DOCTEUR AVIÉRINOS

Marseille, le 20 octobre 1909

INTRODUCTION

—

RÈGLES SOMMAIRES
POUR L'EXAMEN D'UN HÉPATIQUE

L'examen d'un hépatique, si rapide qu'il soit, doit, pour être complet, porter sur trois points essentiels qui sont le trépied indispensable sur lequel se fonde le diagnostic : l'interrogatoire du malade ; — l'examen clinique ; — l'exploration des fonctions hépatiques.

I. — INTERROGATOIRE DU MALADE

Il est de première nécessité de pratiquer un interrogatoire méthodique et sérieux qui donnera les renseignements subjectifs, c'est-à-dire les sensations éprouvées par le malade, il permettra au médecin de diriger facilement son examen.

1° *Antécédents personnels.* — Avez-vous déjà éprouvé pareils symptômes, maladies antérieures, hygiène, excès de toutes sortes (alcool), profession sédentaire.

2° *Antécédents familiaux et héréditaires* importants,

étant donné le caractère héréditaire de beaucoup
d'hépatopathies.

3° *Depuis quand êtes-vous malade ?* — Rechute, réci-
dives, premiers accidents et bien déterminer leur date
d'apparition.

4° *Eprouvez-vous une douleur ?* où? s'irradie-t-elle
en haut? en bas? dans le creux épigastrique? dans
l'épaule ? est-elle spontanée ou provoquée ? (mouve-
ments, exercices violents), comment s'atténue-t-elle ?
(position spéciale). A quelle heure vient-elle par rap·
port aux repas ? Avez-vous eu des névralgies?

5° *Avez-vous des sensations pénibles non douloureuses?* Pesanteur dans l'hypocondre, battements au
niveau du foie, gonflement, mauvaise langue, mauvaise
haleine, diarrhée, constipation, flux bilieux, vomissements bilieux ou non, nausées, renvois, maux de
tête, dégoût alimentaire (viandes, graisses), urticaire,
prurit.

6° *Avez-vous remarqué une transformation du psy-
chisme ?* — Mélancolie, tristesse, changements brus-
ques d'humeur (tempérament bilieux), inaptitude au
travail, paresse intellectuelle, neurasthénie.

7° *Interrogatoire rapide sur le fonctionnement des
divers appareils :* Hémorragies? Hémorroïdes? Puis-
sance génitale?

II. — EXAMEN DU MALADE

Doit se faire, ce dernier étant complètement désha-
billé.

I. Inspection générale, de premier ordre. — Le terrain hépatico-biliaire peut à première vue se faire connaître par une série de petits signes cutanés dont les principaux sont : coloration jaune mate de la face, allant jusqu'au jaune foncé parfois ; pigmentation du visage (chloasma ou lunettes pigmentaires), mélanodermie, taches punctiformes, grains de beauté ; nævi pigmentaires ; nævi capillaires et artériels ; xanthelasma des paupières ; signe palmo-plantaire ; ictère franc, subictère des conjonctives ; enfin, degré plus accusé : voussure de l'hypocondre droit, de l'hypocondre gauche associé; ballonnement du ventre.

Etat des voies digestives supérieures : dents, langue, muqueuse buccale.

II. Examen du foie. — Chercher la limite supérieure du foie par la percussion qui donne normalement, vers le 5e espace intercostal, une matité franche contrastant avec la sonorité pulmonaire : la délimiter et la signaler par un trait au crayon dermographique. Chercher la limite inférieure de l'organe par la palpation, ne jamais se servir de la percussion, qui donne de faux renseignements. La palpation doit être douce, lente, patiente et à deux mains, en faisant relâcher les muscles abdominaux et en prescrivant au malade de faire de grandes inspirations. Suivre à la main le bord antérieur de l'organe ; apprécier sa consistance plus ou moins accrue ou diminuée, sa régularité, suivre s'il y a lieu ses inégalités en bosse, en sillon ; se rappeler que normalement le foie ne déborde le gril costal que sur la ligne médiane. Dessiner au crayon cette limite inférieure et ses accidents. La palpation est-elle douloureuse ? Foie petit, volumineux, battements hépatiques, foie ficelé, foie marronné, foie lisse. Rechercher au niveau du 10e cartillage costal droit, à 4 travers de doigt de la ligne médiane, la vésicule biliaire : est-elle grosse, petite, dure, molle ou absente ? la palpation donne-t-elle une douleur ?

En cas d'ascite, le foie doit être examiné immédiament après la ponction.

Enfin l'examen du foie doit avoir comme corollaire obligatoire la percussion de la rate et sa palpation s'il y a lieu. Est-elle grosse, petite, ou ne peut-on obtenir sa matité ?

Auscultation du foie et frottements périhépatiques.

III. **Examen des autres organes.** — Il doit suivre celui du foie.

1º *Digestif.* — *a.* Estomac (dilatation, clapotement). *b.* Intestin (mous, durs, météorisés, intestin caoutchouc ou intestin chiffon, point appendiculaire, points douloureux, coliques, matières dans gros intestin, hémorroïdes. *c.* Péritoine (ascite, sensations de flot, ascite libre ou cloisonnée).

2º *Cardiaque.* — *a. Vaisseaux,* pouls dur, tendu, filiforme rapide, ralenti dans ictère. *b. Cœur,* cardiopathie primitive ou secondaire (bruit de galop, souffle diastolique xyphoïdien).

3º *Respiratoire.* — Auscultation des poumons et percussion, ne jamais négliger les sommets, frottements ou épanchements fréquents à la base droite, vomiques hépatiques.

4° *Nerveux*. — Hyperesthésie, anesthésie des téguments, réflexes divers.

5° *Génito-urinaire*. — Rein droit mobile fréquent, toucher vaginal; faire uriner le malade et noter rapidement la couleur du liquide.

III. — EXPLORATION DES FONCTIONS HÉPATIQUES

Cet examen plus approfondi nécessite une observation plus étendue et quelques recherches chimiques que tout clinicien doit à l'heure actuelle savoir pratiquer. Nous les résumerons rapidement.

1. — Examen des urines.

1. *Examen physique*. — Noter chaque jour la quantité (oligurie fréquente, polyurie, diurèse, normale); noter les inégalités excessives obtenues dans les taux journaliers successifs de ces urines, symptôme fréquent dans les cirrhoses auquel MM. Gilbert et Lippmann ont donné le nom d'anisurie (de α privatif et ισος, égal).

Noter la coloration plus ou moins forte et qui s'élève dès que les pigments font leur apparition (urine couleur acajou, bière forte, etc.); noter la densité.

2. *Examen chimique*. — Chercher l'urobiline, l'indican (signe d'insuffisance hépatique), l'urée (la doser), le sucre, l'albumine, les pigments biliaires. Voir

examen des urines, dans les consultations pratiques sur les maladies des reins.

3. *Fractionnement des urines*. — Méthode des plus importantes et qui peut révéler une série de symptômes d'origine hépatique des plus intéressants: l'on fractionne les urines d'un nycthémère de 4 heures en 4 heures, en partant de midi (heure du déjeuner) jusqu'à 4 heures; puis de 4 heures à 8 heures (heure du dîner); de 8 heures à minuit; minuit à 8 heures; de 8 heures à midi.

Ne rien prendre entre les repas afin de ne point troubler la mécanique circulatoire; ainsi fractionnées noter: *a*. la quantité; normalement le taux le plus élevé s'obtient dans les heures qui succèdent au repas; s'il y a gêne dans la circulation hépatique, le chiffre maximum est reporté loin du repas : il y a opsiurie ou retard d'élimination des urines (Gilbert et Lereboullet).

b. La couleur; celle-ci doit être plus foncée aux heures éloignées des repas.

c. On dosera le sucre s'il y a lieu et ce dosage fractionné permet de diviser les diabètes en 2 grandes catégories : les petits diabètes par insuffisance hépatique à maxima proches du repas, les grands diabètes, par excès de fonctionnement hépatique, à maxima éloignés des heures de repas.

d. *Epreuve de la glycosurie alimentaire*. — Donner le matin à jeun 100 gr. de glucose délayés. Normalement le glucose doit être fixé par la cellule hépatique; s'il y a insuffisance, le sucre passe dans les urines; le rechercher deux heures après l'ingestion, puis heure par heure.

II. — Examen des matières fécales.

1. *Examen physique.*— Noter la consistance et surtout la coloration (normale, jaune clair, chamois, blanc argileux).

2. *Examen chimique.* — Chercher, s'il y a lieu, la présence ou l'absence de stercobiline (urobiline fécale).

III. — Examen du sérum.

Doit toujours être pratiqué en cas de cholémie, de subictère ou d'ictère. Se fait en prélevant par une simple piqûre au doigt une petite quantité (de 5 à 6 cmc.) de sang ; laisser déposer, libérer le caillot, aspirer le sérum transsudé à la pipette.

Noter la coloration plus ou moins forte et pratiquer avec un peu d'acide nitrique nitreux la réaction de Gmelin.

Celle-ci, lorsqu'elle est positive, montre à la limite de l'acide et de l'albumine coagulée un anneau bleu caractéristique. MM. Gilbert et Herscher sont arrivés à doser, grâce à un appareil qu'ils ont appelé cholémimètre, la quantité de bilirubine ainsi décelée. Ils ont établi que tout sérum contenait de la bilirubine, c'est à cette substance que le sérum doit en grande partie sa coloration jaune. La bilirubine existe normalement dans la proportion de 1/40000, ou de 2 centigr. 7 par litre de sérum. Toutes les fois que ce chiffre augmente, il y a hypercholémie ou cholémie pathologique. Dans certains cas, ce chiffre diminue, il y a hypocholémie.

LES GRANDS SYNDROMES HÉPATIQUES

Il est loisible de grouper en un faisceau les divers symptômes ainsi révélés par l'examen clinique et chimique, ce qui facilitera bien souvent le diagnostic en mettant sur la voie le clinicien hésitant. Un de ces symptômes peut ainsi devenir le fil conducteur de l'investigation.

I. — SYNDROME D'HYPERTENSION PORTALE

Existe toutes les fois que s'établit une gêne dans la circulation intra-hépatique, et se décèle par la série des symptômes suivants :

1. Opsiurie ou retard d'élimination urinaire.
2. Anisurie ou trouble du rythme de la diurèse.
3. Splénomégalie.
4. Ascite.
5. Hémorragies gastro-intestinales.
6. Développement anormal de la circulation sous-cutanée abdominale.

Ce syndrome a pour conséquence :

II. — SYNDROME D'HYPOTENSION SUS-HÉPATIQUE

Se compose de :

1° Hypotension artérielle ;

2° Tachycardie ;

3° Oligurie.

Ces deux syndromes se retrouvent dans toutes les cirrhoses, les congestions et fréquemment les tumeurs du foie.

III. — SYNDROME D'INSUFFISANCE HÉPATIQUE

Caractérisé par :

1° Hypoazoturie ;

2° Urobilinurie ;

3° Glycosurie alimentaire ;

4° Indicanurie.

Existe toutes les fois que l'organe est touché profondément, soit d'une façon passagère et fonctionnelle, comme dans la colique hépatique, soit d'une façon durable, comme dans toutes les lésions ou dégénérescences cellulaires.

ABCÈS DU FOIE

Clinique. — Deux formes : 1° les grands abcès : abcès tropical ; hépatite suppurée ; grande poche purulente en général unique ; — 2° les petits abcès d'origine biliaire ou portale toujours multiples. (*Voir* Angiocholites).

Deux phases : 1° une phase présuppurative de congestion hépatique avec douleurs sourdes dans l'hypocondre ; foie gros et dur ; température qui s'élève ; — teint pâle ou subictérique.

2° Une phase suppurée : Douleur vive, irradiation vers l'épaule droite ; — hypertrophie considérable du foie.

Dyspnée secondaire, frottements périhépatiques ; fièvre à types divers, intermittent, continu, rémittent ; hyperleucocytose ; radiographie.

Parfois vomique de pus brun *chocolat* caractéristique. Le diagnostic certain ne peut s'affirmer que par la ponction exploratrice.

Etiologie. — Dysentérie pour l'abcès tropical unique. Infections diverses du tractus digestif (appendicite, ulcérations intestinales) ; du tractus biliaire (lithiase et angiocholite) ; maladies infectieuses généralisées (fièvre puerpérale) pour les abcès multiples.

Traitement.

I. — A phase présuppurative :

1. Repos absolu au lit. — Hygiène sévère.

2. Régime lacté intégral (le lait sera *écrémé*), et selon les cas coupé d'eau d'Evian ou de Vichy ; un litre 1/2 à 2 litres par 24 heures et par petites doses.

3. Donner chaque jour un grand lavage intestinal d'un litre d'eau bouillie tiède additionnée de :

Bicarbonate de soude............ 10 gr.

Eviter l'entéroclyse en cas d'ulcération intestinale. Remplacer par un petit lavement tiède d'un quart de litre.

4. Tenter la décongestion hépatique par émissions sanguines locales (sangsues, ventouses sèches ou scarifiées sur la région hépatique).

Appliquer pendant plusieurs heures au devant du foie, soit un sachet de glace, soit des compresses imbibées d'eau chaude, d'eau froide, d'alcool.

5. Donner avec précaution des antiseptiques intestinaux :

a. Chaque matin pendant 7 jours consécutifs prendre une pilule de :

Calomel à la vapeur. 0 gr. 05, p. 1 pilule n° 7.

ou encore :

b. Prendre dans la journée, toutes les heures, une pilule de :

Calomel....... 0 gr. 02, p. 1 pilule n° 12.

ou encore :

c. Prendre deux fois par jour un des cachets suivants :

Benzonaphtol........ 0 gr. 20 ⎰ p. 1 cachet
Bicarbonate de soude. 0 gr. 30 ⎱   n° 10

Ce traitement médical et prophylactique peut suffire à enrayer parfois le processus.

II. — A phase suppurée :

L'intervention chirurgicale s'impose dès que le diagnostic d'hépatite suppurée est affirmé grâce à la ponction exploratrice ; celle-ci doit consister en une incision large et précoce ; la ponction aspiratrice ne peut être qu'un moyen de diagnostic et un guide pour le chirurgien, auquel elle montre le chemin.

L'opération est, dans bien des cas, délicate, la poche purulente se trouvant dans la profondeur du parenchyme hépatique. Nécessité de la pratiquer en trois temps :

1º Ponction répétée à des profondeurs et dans des directions variables jusqu'à constatation du pus ;

2º Incision, couche par couche, de la paroi abdominale et de l'abcès, en protégeant le plus possible le péritoine ;

3º Lavage de la poche, drainage et pansement.

Complications opératoires : Cholérrhagie. — Carie des côtes. — Fistules.

Durée de cicatrisation : variable, 30 jours en moyenne.

ABCÈS TUBERCULEUX

Clinique. — S'observent surtout chez les enfants ; ils sont tantôt intrahépatiques, tantôt perihépatiques. Apparaissent, soit au cours d'une tuberculose confirmée, soit comme première localisation de l'infection. Les abcès intra-hépatiques sont latents jusqu'au moment où ils deviennent périhépatiques.

Pas de signes généraux de suppuration.

Signes locaux variables selon le siège : frottement en avant ou en haut simulant kyste hydatique ou pleurésie.

Radiographie.

Ponction exploratrice.

Symptômes de tuberculose (cutiréaction, dermoréaction).

Traitement chirurgical

Incision simple, parfois avec résection costale.

Exploration du reste de l'organe indispensable au cours de l'intervention pour s'assurer de l'absence de tout abcès intra-hépatique.

Toniques et reconstituants après l'intervention.

ACTYNOMYCOSE DU FOIE

Clinique. — Rarement primitive, presque toujours secondaire à actynomycose intestinale ; début lent, insidieux, altération progressive de la santé et douleurs dans l'hypocondre droit. Puis hypertrophie du foie, parfois nodule à la surface. Puis lésions réactionnelles de voisinage : pleurésie, péritonite. Enfin, empâtement de la région, abcédation, ouverture par orifices fistuleux, qui laissent écouler un pus fétide, brunâtre, épais.

Etiologie-Bactériologie. — Parasite *Actynomyces* donnant formation de grains, composés au microscope d'une masse centrale d'où irradient des prolongements rayonnés (filaments mycéliens) terminés par des renflements jaunâtres réfringents, crosses périphériques se colorant par la méthode de Gram); se cultive sur divers milieux.

Diagnostic. — Avec abcès tropicaux du foie ; se base sur localisation antérieure généralement intestinale (cicatrice au pourtour du rectum) et sur la recherche du parasite qui donne dans le pus des corpuscules visibles à l'œil nu, comparés à des grains de lycopode, de moutarde, de millet.

Traitement.

I. — Traitement prophylactique :

Eviter la contamination par la paille et les grains, écarter de l'alimentation tout animal suspect.

II. — Traitement médical :

A instituer dès le début dans les lésions peu accusées. Difficile et peu efficace en cas d'actynomycose hépatique.

1. Donner 5 cuillerées par jour de la solution :

Iodure de potassium............. 10 gr.

Eau distillée.................... 150 —

pendant 5 jours, interrompre 2 jours, puis reprendre.

2. Badigeonner les ulcérations, injecter dans les clapiers et les fistules la solution suivante :

Teinture d'iode................... 20 gr.

Iodure de potassium............. 4 —

Eau............................. 200 —

III. — *Traitement chirurgical :*

Incision ou excision suivant les cas, modifier soigneusement par la curette les foyers ouverts, par les lavages antiseptiques (au sublimé, au chlorure de zinc, au nitrate d'argent, à la teinture d'iode). Laisser les poches largement ouvertes.

Joindre toujours le traitement ioduré interne au traitement chirurgical.

IV. — *Traitement général :*

Reconstituant :

1. Donner 2 ou 3 fois par jour une cuillerée à café de :

Glycérophosphate de chaux granulé.   1 flacon.

2. Chaque jour aux repas verser de X à XX gouttes dans la boisson de :

Liqueur de Fowler............... 15 gr.

3. Suralimentation.

4. Aérothérapie, changement de climat, mer ou altitude.

ANGIOCHOLITE

(Inflammation des canalicules intra-hépatiques).

Clinique. — 1° *Fièvre* ; 3 types : fièvre hépatalgique (de Charcot) : fièvre intermittente ; fièvre remittente ;

2° Ictère (peut manquer dans angiocholite suppurée);

3° Troubles digestifs ;

4° Troubles urinaires.

Parfois tumeur formée par la vésicule (voir *Cholécystite*), foie gros et douloureux parfois.

Étiologie. — Infection ascendante des voies biliaires et obstruction (lithiase ou maladies infectieuses générales). Du fait surtout des germes anaérobies (Gilbert et Lippmann).

Souvent infection par voie sanguine.

Diagnostic. — Avec abcès du foie, avec autre suppuration (appendicite), avec maladie infectieuse générale (grippe, fièvre typhoïde), se fonde sur les antécédents hépatico-biliaires présentés par le malade, toujours. Surveiller attentivement tout lithiasique, le thermomètre à la main.

Traitement.

I. — Traitement préventif :

A instituer chez tout malade dont les voies biliai-res ne sont pas libres :

1. *Régime lacté* avec *repos au lit ;* le lait sera de préférence écrémé, ou coupé d'eau de Vichy.

2. *Antisepsie intestinale.*

a. Prendre deux fois par jour un des cachets suivants :

Benzonaphtol........   0 gr. 20 } p. 1 cachet
Bicarbonate de soude. 0 gr. 30 }   nº 10

Ou bien :

b. Prendre trois fois par jour :

Bétol..........   0 gr. 50 p. 1 cachet nº 20.

3. Evacuation intestinale journalière par lavage intestinal de 1 litre d'eau bouillie tiède additionnée de :

Bicarbonate de soude............   10 gr.

II. — Traitement curatif :

1. *Régime lacté écrémé ;*

2. *Composés salicylés* qui s'éliminent par la bile.

a. Prendre 3 fois par jour un cachet de :

Salicylate de soude...   0 gr. 50 } p. 1 cachet
Bicarbonate de soude. 0 gr. 30 }   nº 10

b. Ou quatre fois par jour un cachet de :

Salicylate de soude.....   10 gr. }   en 30
Bicarbonate de soude... 20 gr. }   cachets

c. Ou 3 fois par jour un cachet de :

Salol.....   1 gr. p. 20 cachets semblables.

d. Ou encore prendre dans du lait 2 à 4 gr. par jour de :

Essence de térébenthine. 10 gr. } Remède de
Ether ordinaire.......   20 gr. } Durande.

3. Evacuer l'intestin tous les quelques jours avec un cachet de :

Calomel........   0 gr. 60 pris le matin.

4. Décongestionner localement le foie par application de glace, de compresses dans eau chaude ou froide, dans alcool, au devant de région hépatique ; par émission sanguine (ventouses, sangsues).

III. — Traitement chirurgical :

A instituer si fièvre persiste malgré tout, avec état général mauvais, abattement, prostration. Cholécystostomie avec exploration des voies biliaires, et drainage consécutif, fistule biliaire. Drainage des voies biliaires principales (hépatique, cholédoque).

IV. — Traitement hydrominéral :

De toute nécessité après une atteinte d'angiocholite.

Dans cas grave : Vichy.

Dans cas bénin : Evian, qui pratique le lavage du foie Faire au besoin la cure à domicile (chaque matin à jeun durant 20 jours consécutifs prendre 1 à 3 verres progressivement à demi-heure d'intervalle d'eau de Vichy (Hôpital) tiédie au bain-marie).

ASCITE

(Hydropisie du Péritoine)

Clinique.— Déformation du ventre saillant et globuleux, « ventre de batracien » ;— aspects variables selon la position ; parfois ombilic distendu et cicatrice déplissée ; par la palpation sensation de flot ; par la percussion matité dont la ligne supérieure décrit une courbe à concavité regardant vers le haut. Signes fonctionnels variant avec la quantité de liquide qui va jusqu'à 25 et 30 litres dans certains cas ; — troubles digestifs (anorexie, dyspepsie, constipation) ; — gêne de la respiration, de la miction ; œdème des membres inférieurs, cyanose, asystolie, lourdeur, pesanteur, tension. — Signes généraux : anémie (anémie séreuse de Gilbert et Garnier).

Diagnostic.— Avec tympanisme ; — adipose et œdème de la paroi abdominale ; — avec grossesse compliquée d'hydramnios (anamnestiques) ; — avec distension vésicale (sondage) ; — avec hydronéphrose (troubles de la miction) ; — avec kyste hydatique du péritoine ; — et surtout avec kyste de l'ovaire (dans ce cas la ligne de matité supérieure suit une courbe à concavité dirigée vers le bas). Le plus important est le diagnostic étiologique.

Etiologie. — *I. Ascites mécaniques* par cirrhose atrophique, pyléphlébite ; — compression par tumeur ou ganglion ; — cardiopathies non compensées ; — la cytologie y démontre des polynucléaires, quelques lymphocytes, des placards endothéliaux.

II. — Ascites inflammatoires :

a. Péritonite chronique alcoolique ;

b. Péritonite tuberculeuse (la cytologie montre une lymphocytose pure) ;

c. Péritonite cancéreuse (la cytologie donne grandes cellules vacuolaires avec placards) ;

d. Périhépatite ;

e. Périsplénite ;

f. Kystes végétants de l'ovaire.

III.* — *Ascites de cause générale dyscrasique :

a. Mal de Bright ;

b. Suppurations prolongées ;

c. Cancer, paludisme, syphilis ;

d. Diarrhées abondantes.

Traitement.

I. — *Traiter la cause.*

II. — *Traiter l'ascite.*

1. Régime lacté intégral la plupart du temps.

2. Antisepsie intestinale, lavements, lavages, purgatifs légers.

3. Pilules de Lancereaux.

Calomel.............
Poudre de digitale... } ââ cinq centigr.
— de scille....... } pour une pilule.

2 à 3 par jour.

III.* — *Ponction :

Se fait avec un trocart moyen ; le meilleur est celui percé latéralement d'un trou, ce qui empêche la fermeture du trocart par une anse intestinale.

Désinfection soigneuse des mains, de l'instrument et du point de la ponction ; ce dernier siège sur une ligne allant de l'ombilic à l'épine iliaque antéro-supérieure droite à l'union du tiers moyen et du tiers externe. On peut anesthésier la place au chlorure d'éthyle. — La ponction peut être très évacuatrice ; il vaut cependant mieux laisser un peu de liquide pour éviter le trouble d'une décompression totale et brusque. Retirer rapidement le trocart : pansement à l'ouate stérilisée (*sans collodion*) et bandage de corps très serré.

La ponction doit se faire le malade étant étendu sur le dos.

4. Dans certains cas d'ascite cirrhotique, l'on a tenté l'*omentopexie* (opération de Talma), suture du grand épiploon à la paroi abdominale, permettant le rétablissement de la circulation.

BILHARZIOSE DU FOIE

Clinique. — Rarement ou même jamais isolée. — L'infection du sang par le Schistosomum hœmatobium est silencieuse, seule l'expulsion des œufs donne lieu à des symptômes. — Deux formes selon le point d'expulsion : 1° Hématurie (Hématurie d'Egypte) (Voir *Rein*); 2° Pseudo-dysenterie. — L'envahissement du foie détermine une cirrhose légère.

Etiologie. — Infection générale du système veineux par un hématode : *le Schistosomum hœmatobium.*

Diagnostic. — Avec hématuries et dysenterie; ne se fait que par la constatation des œufs dans les déjections.

Traitement.

1. Donner chaque jour une capsule, puis 2 (1 avant chaque repas), parfois 3 de :

 Extrait éthéré de Fougère mâle.... 0 gr. 50

 pour 1 capsule.

Pendant un mois.

2. Associer des cachets de :

 Salicylate de soude. 0,50 centigr. pour 1 cachet.

 5 à 6 par jour.

3. Régime tonique, frictions, stimulants. Hydrothérapie.

CANCER DU FOIE

Clinique.— 2 formes : 1° *Cancer massif :* troubles digestifs marqués ; — cachexie précoce ; — hypertrophie lisse et considérable du foie ; — suppression des fonctions hépatiques. — Absence d'ascite, d'ictère, de douleurs, de troubles d'organes voisins surtout gastriques ; — le cancer massif est toujours un cancer primitif du foie.

2° *Cancer nodulaire :* troubles digestifs, anorexie parfois élective pour la viande ; — douleurs à droite ; — amaigrissement, teinte jaune paille ; — ictère parfois ; — ascite.

Hypertrophie et déformation caractéristique et rapide du foie (foie marronné).

Diagnostic. — Avec cirrhose, avec syphilis hépatique, tuberculose hépatique, avec cancer de l'estomac ou du pancréas.

Etiologie. — Rarement primitif, succède, la plupart du temps, à un néoplasme gastrique.

Traitement.

1. *Régime lacté* intégral, coupé d'eau de Vichy, thé, café légers ; — le lait en cas d'ictère sera de préférence écrémé.

2. *Antisepsie intestinale :*

a. Chaque matin, pendant sept jours, prendre une pilule de :

Calomel à la vapeur..   0 gr. 05 p. 1 pilule.

ou :

b. Prendre dans la journée, toutes les heures, 1 pilule de :

      Calomel........   0 gr. 02 p. 1 pilule no 10.

ou :

  c. Prendre 2 fois par jour 1 des cachets suivants :

      Benzonaphtol.........: 0 gr. 20) p. 1 cachet
      Bicarbonate de soude. 0 gr. 30)   no 10

ou :

  d. Prendre 3 fois par jour un cachet de :

      Salicylate de soude ....) ââ 0 gr. 25 cgr.
      Benzoate de soude........) p.1 cachet n° 20

  3. *Evacuation intestinale journalière* par lavage intestinal de 1 litre d'eau bouillie tiède additionnée de :

      Bicarbonate de soude............ 10 gr.

  4. *En cas de fièvre*, donner, le soir, un suppositoire de :

      Bromhydrate de quinine........ 0 gr. 50
      Beurre de cacao.............. 4 gr.

  5. *En cas de douleur*, appliquer sur le côté droit des compresses trempées dans eau chaude, dans eau froide, ou donner le soir un suppositoire de :

      Chlorhydrate de morphine...... 0 gr. 02
      Beurre de cacao.............. 4 gr.

ou :

  b. Faire une injection sous-cutanée de 1 cent. cube de la solution :

      Chlorhydrate de morphine...... 0 gr. 10
      Sulfate d'atropine............ 0 gr. 005
      Eau de laurier-cerise........... 2 gr.
      Eau bouillie...... .... 8 gr.

CANCER DES VOIES BILIAIRES

Clinique. — 2 formes : 1° *Cancer de la vésicule*, évolue comme un cancer du foie (Voy. ce mot), mais avec douleurs plus vives et ictère précoce et progressivement intense.

2° *Cancer de l'ampoule de Vater*. — Ictère progressif ; troubles dyspeptiques ; — foie gros, douleurs vives, vésicule distendue (loi de Courvoisier-Terrier).

Diagnostic. — Avec cancer du foie, du pancréas (impossible) avec lithiase biliaire (dans ce cas, la vésicule est plutôt petite et rétractée).

Traitement.

1. Le traitement chirurgical s'impose lorsque le diagnostic est précoce, l'état général bon et le néoplasme limité ; il consiste en l'excision de la tumeur et, suivant le cas, de la vésicule, ou l'abouchement des voies biliaires avec l'intestin.

2. Le traitement médical est identique à celui du cancer du foie (Voy. ce mot.)

CHOLÉCYSTITE

(Inflammation de la vésicule biliaire).

Clinique. — 2 variétés. 1° Simple, catarrhale, calculeuse. 2° Suppurée.

Symptômes obscurs dans 1° sauf douleur et tumeur vésiculaire (au niveau du cartilage de la 10° côte) ;

Symptômes communs à l'angiocholite (voir ce mot) dans 2° avec en plus la tumeur vésiculaire.

Etiologie. — Infection ascendante des voies biliaires et obstruction (lithiase) surtout par germes anaérobies (Gilbert et Lippmann).

Traitement.

I. — Forme simple :

1. *Régime lacté ou lacto-végétarien ;*

2. *Compresses d'eau chaude* au-devant du foie;

3. *Antisepsie intestinale.*

a. Prendre deux fois par jour un cachet de :

Benzonaphtol....... 0 gr. 20) p. 1 cachet
Bicarbonate de soude. 0 gr. 30) n° 10

b. Ou prendre trois fois par jour un cachet de :

Bétol.... ...... 0 gr. 50 p. 1 cachet n° 20

4. *Eviter les purgations fortes* qui pourraient mécaniquement remuer et irriter la vésicule enflammée et lithiasique et déterminer une colique hépatique vive. Donner le calomel à doses fractionnées.

Prendre dans la journée, toutes les heures, une pilule de :

Calomel........   0 gr. 02 p. 1 pilule n° 12

5. *Intervenir chirurgicalement* dans cas répétés, par cholécystotomie ou mieux cholécystectomie.

II. — *Forme suppurée* :

Intervenir toujours, mais il vaut mieux, dans les cas moyens, laisser tomber les grands symptômes et opérer à froid par une intervention qui peut être plus aisée et plus radicale (cholécystectomie). En attendant l'intervention :

1. *Régime lacté écrémé*, lait coupé d'eau de Vichy ;

2. *Compresses* ou glace au-devant de la région vésiculaire ;

3. *Désinfection bilio-intestinale.*

a. Prendre 3 fois par jour un cachet de :

Salicylate de soude...   0 gr. 50)   pour un
Bicarbonate de soude.   0 gr. 30 (cachet n° 20

b. Ou : 4 fois par jour un cachet de :

Salicylate de soude....   10 gr.)   en 30
Benzoate de soude....   20 gr. (cachets

c. Ou encore : 3 fois par jour un cachet de :

Salol.................   1 gr. p. 1 cachet

F. S. A. 20 semblables.

CHOLÉMIE SIMPLE FAMILIALE
(Syn. : Ictère acholurique simple).

C'est plus un tempérament qu'une maladie, étudié et décrit par le professeur Gilbert et Lereboullet.

Clinique. — Etat de la peau (xanthodermie, mélanodermies, nævi pigmentaires).

Etat du sérum (richesse plus grande que normalement en pigments biliaires).

Urines sans pigments biliaires (acholurie).

Pathogénie. — Manifestation clinique d'une infection minime des voies biliaires (Terrain biliaire) susceptible d'aggravation.

Traitement.

I. — Régime :

Sera lacto-végétarien d'abord, lait écrémé coupé ou non d'eau d'Evian, ou de Vichy, potages, bouillies au lait, légumes verts hachés au lait, légumes secs en purée, pâtes et farineux, fruits cuits.

Proscrire la viande, les œufs, les conserves, le beurre, l'huile.

Puis ajouter :

Poissons légers (sole, merlan, bar, barbue, turbot).

Viandes blanches (veau, poulet, dinde, agneau, lapin).

II. — Médicament :

Donner peu de médicaments ; — purgation légère

(eau de Montmirail-Villacabras); lavements purgatifs :

Faire infuser dans un litre d'eau 1 ou 2 des paquets suivants :

Feuilles de séné....   6 gr. pour 1 paquet.

III. — *Cure hydrominérale* :

Chaque année faire une cure à Evian ou Vichy.

Faire chez soi une cure de 15 jours d'eau d'Evian prise le matin à jeun à doses progressivement croissantes depuis un demi-verre jusqu'à 2 et 3 verres, ou d'eau de Vichy (L'Hôpital). Prendre, pendant 20 jours, 1 à 3 verres progressivement, le matin à jeun, à demi-heure d'intervalle, tiédie au bain-marie.

CIRRHOSES

A. — CIRRHOSES TOXIQUES

I. — CIRRHOSE ATROPHIQUE

(Cirrhose de Laennec).

Clinique : 2 périodes : A. *Période préascitique* de précirrhose (Hanot), troubles gastro-intestinaux, dégoût alimentaire, météorisme, constipation, épistaxis, œdème des jambes, parfois douleurs sourdes dans l'hypocondre ; — signes d'insuffisance hépatique, hypoazoturie, glycosurie alimentaire, urobilinurie, augmentation des sels biliaires.

B. *Période ascitique* : de cirrhose. Ascite (Voyez ce mot). Circulation collatérale développée, atrophie du foie, augmentation du volume de la rate, absence d'ictère, troubles gastro-intestinaux intenses (gingivite, hypopepsie, constipation). Oligurie précédée généralement d'anisurie (Gilbert et Lippmann) ou déséquilibre de la diurèse ; amaigrissement, enfin cachexie.

Diagnostic. — Au début délicat, plus tard, avec maladies hydropigènes (mal de Bright, affections du cœur, avec cancer ou tuberculose du péritoine), avec autres cirrhoses.

Etiologie. — Cirrhose due à la sclérose de l'organe, qui se défend contre l'envahissement par le ou les poisons alcooliques, goutteux, dyspeptiques, saturnins, diabétiques ; — chacun pouvant réaliser cette forme de cirrhose forcément schématique.

Traitement

1. *Réduire le plus possible tout apport irritant au foie ;* supprimer tout alcool, aliment épicé. Faire des cures de régime lacté intégral ; le lait sera pur ou

coupé d'eau de Vichy ; la cure durera 3 semaines à un mois ; puis le malade sera remis, pour éviter le dégoût du lait, à un régime lacto-végétarien avec viandes blanches et poissons maigres durant un ou deux mois, et ainsi de suite :

2. *Antisepsie intestinale :*

a. Donner dans la journée 4 cachets de :

Benzonaphtol.................	0 gr. 20
Bicarbonate de soude.........	0 gr. 30

Pour un cachet n° 40.

ou :

b. Donner chaque jour 2 cachets de :

Carbonate calcique........... ⎫	
Phosphate monocalcique...... ⎬	0 gr. 50
Bicarbonate de soude.........	0 gr. 25

Pour un cachet n° 20.

ou :

c. Donner deux cachets de :

Salol...................	0 gr. 20
Charbon.................	0 gr. 80

Pour un cachet n° 20.

3. *Combattre la constipation :* [par lavements avec 5 grammes par litre de séné ou purgatifs drastiques.

a. 10 gr. d'eau de vie allemande (teinture de jalap composée).

ou :

b. 1 à 2 pilules de :

Aloès pulvérisé...... 0.10 ⎫	
Miel............... ⎭	pour 1 pilule

ou :

c. 1 ou 2 cachets par jour de :

 Poudre de rhubarbe......... ⎱ àà 0 gr. 30 pour
 Magnésie calcinée........... ⎰ un cachet n° 10.

Les drastiques fatiguent l'intestin. Mieux vaut à tout point de vue donner du calomel à la dose quotidienne de 1 ou 2 centigrammes (Bouchard, Gilbert) :

d. Calomel à la vapeur, 3 centigr. pour 1 pilule pendant 10 ou 15 jours.

4. *Relever la diurèse :*

a. Donner 2 cachets par jour de :

Théobromine, 0 gr. 50 ou 0 gr. 75 pour un cachet.

ou :

b. Additionner chaque litre de lait d'un paquet de :

 Lactose, 50 gr. pour un paquet n° 10

ou :

c. Donner avec chaque bol de lait (6 à 8 par jour) :

1 cachet de nitrate de potasse, 0 gr. 50, n° 80.

ou :

d. 2 pilules par jour :

 Poudre de scille....... ⎫
 Poudre de scammonée.. ⎬ ou 0 gr. 05, pour
 Extrait de chiendent... ⎭ 1 pilule n° 20.

Donner également des tisanes diurétiques, chiendent nitré, queues de cerises.

On a préconisé l'urée, 10 à 20 gr. par 24 heures.

5. *Lutter contre la sclérose :*

Donner deux fois par jour une cuillerée de la potion (Lancereaux) :

> Iodure de potassium............ 20 gr.
> Eau distillée.................. 300 —

Le calomel à petites doses est infiniment préférable et agit comme purgatif et comme antiseptique, et comme diurétique et peut-être a une action sur la nutrition de la glande hépatique et sur la sclérose. Ne pas donner trop de médicaments; se rappeler que ceux-ci s'éliminent par le foie et que ce dernier est ici insuffisant.

6. *Lutter contre l'ascite :*

Ponctions (Voyez ascite).

7. *Lutter contre les complications :*

a. *Hémorragies :*

Donner par cuillerée à bouche la potion suivante :

> Chlorure de calcium......... 6 gr.
> Teinture d'opium............ XX gouttes
> Eau distillée............... 120 gr.

ou :

b. Donner de 4 à 8 capsules par jour de :

Extrait hépatique à 1 gr. par capsule (Gilbert).

8. *Aération :*

Cure d'air, cure d'altitude et surtout de campagne.

II. — CIRRHOSE HYPERTROPHIQUE
(Hanot et Gilbert).

Clinique. — Evolution plus lente et pronostic moins sombre que I ; — c'est la cirrhose des sujets robustes et qui résistent ; — il .y a moins de troubles dyspeptiques ; — un foie gros; une rate grosse ; — pas d'ascite et moins de signes d'insuffisance hépatique ; — durée prolongée; mort par complication intercurrente (hémorragie, ou complication pulmonaire).

Etiologie . — Alcoolisme presque toujours.

Diagnostic. — Avec la cirrhose biliaire (il n'y a pas d'ictère) avec la syphilis, la tuberculose et avec l'impaludisme du foie.

Traitement. — Même que I ; — se rappeler que, dans ce cas, les médicaments sont infiniment mieux supportés que dans I.

III. — CIRRHOSE ATROPHIQUE POST-HYPERTROPHIQUE
(Gilbert et Lippmann)

Cirrhoses qui, débutant par une hypertrophie manifeste du foie, finissent dans l'atrophie.

Traitement. — Le même que I.

B. — CIRRHOSES INFECTIEUSES

I. — CIRRHOSES BILIAIRES HYPERTROPHIQUES
(Maladie de Hanot).

Clinique.— Ictère initial et progressivement croissant avec douleurs dans l'hypocondre droit et phénomènes d'embarras gastrique parfois fébrile ; — augmentation notable et permanente du foie et de la rate; —urines bilieuses, matières fécales colorées; — leucocytose marquée; — variations dans l'intensité de l'ictère ; — pas d'ascite ; — pas de circulation complémentaire abdominale ; — durée très longue ; mort par cachexie (œdème des jambes), ou complications (hémorragie intestinale, péritonite, infection bronchopulmonaire). A la maladie de Hanot, Gilbert et Lereboullet ajoutent deux formes : une forme splénomégalique avec hypertrophie extrême de la rate ; une forme microsplénique.

Diagnostic. — Avec ictère catarrhal prolongé au début, avec ictère chronique par rétention (antécédents lithiasiques, cancer du pancréas), avec colique hépatique au moment de poussées douloureuses et fébriles, avec leucémie quand il y a splénomégalie.

Etiologie. — Infection ascendante des petites voies biliaires intra-hépatiques et angiocholite chronique par germes intestinaux ou biliaires, principalement les germes anaérobies (Gilbert et Lippmann).

Traitement.

1. *Traitement préventif.* — Chez les prédisposés à l'ictère : Proscrire tout excès alcoolique ou vénérien, tout abus de viande de venaison, tout excès physique fatigant, tout surmenage. Régime nutritif, mais peu toxique : lait, laitages, œufs, purées de féculents, viandes blanches.

2. *Une fois déclarée.* — Régime lacté ou lacto-végétarien.

3. *Antisepsie intestinale.* — De préférence par les composés salicylés qui s'éliminent par la bile.

a. Prendre 3 fois par jour pendant dix jours un cachet de :

Salol..................
Salicylate de soude.... } ãã 50 cgr. p. 1 cachet.

ou :

b. Donner 4 fois par jour un cachet de :

Salicylate de soude.   10 gr. $\Big\}$ en 30 cachets
Benzoate de soude..   20 gr.

ou mieux :

c. Chaque matin prendre une pilule de :

Calomel........   0 gr. 05, p. 1 pilule n° 12.

4. *Combattre la constipation.* — Par grands lavages intestinaux, additionnés de glycérine, miel ou séné (5 gr. de feuilles par litre), ou prendre tous les huit jours un verre d'eau de Carabana ou de Villacabras.

5. *Au moment des crises.* — Appliquer sur la région hépatique des compresses trempées dans l'eau chaude ou dans l'eau additionnée d'alcool et recouvertes d'un taffetas ; — faire un peu de révulsion avec pointes de feu (éviter le vésicatoire).

6. *Cure hydrominérale.* — A Vichy, Evian ou Châtel-Guyon.

7. *Traitement chirurgical.* — Parfois indiqué quand les poussées fébriles sont fréquentes. Ouverture et drainage des voies biliaires.

II. — CIRRHOSE BILIAIRE CALCULEUSE

(Cirrhose par obstruction).

Clinique. — Se rencontre à la suite de toute obstruction septique des voies biliaires ; mais la cause la plus fréquente est la lithiase. — Même tableau clinique que dans I, mais la marche est plus rapide et les selles sont toujours décolorées. — Enfin, il y a toujours des notions antécédantes de coliques hépatiques faciles à mettre en évidence.

Traitement.

Le traitement préventif est celui de la lithiase biliaire (Voyez *Lithiase*).

Le seul traitement curatif est le traitement chirurgical.

Se rappeler qu'il ne faut pas attendre trop longtemps en cas de cirrhose calculeuse pour intervenir chirurgicalement et extraire le ou les calculs obstructeurs, ce qui est le seul traitement rationnel. Donc, désenclaver le calcul ou faire une fistule biliaire. Drainer les voies biliaires principales après l'extraction des calculs.

III.— CIRRHOSE PALUDÉENNE

Clinique. — La cirrhose paludéenne présente peu de signes cliniques particuliers ; son tableau rappelle assez celui de la cirrhose atrophique avec marche plus rapide et surtout irrégulière, avec apparition d'un autre symptôme paludique ; mort par cachexie.

Traitement.

1. *Régime lacté intégral.*

2. *Antisepsie intestinale.*

a. Donner deux cachets par jour, pendant vingt jours, de :

Salol............ 0 gr. 20.

Charbon......... 0 gr. 80.

ou :

b. 2 cachets de :

Carbonate calcique......... } ââ 0 gr. 50.
Phosphate monocalcique.... }
Bicarbonate de soude.......   0 gr. 25 p. 1
cachet.

3. *Traitement quinique :*

Chaque jour prendre deux cachets de :

Chlorhydrate de quinine....   0 gr. 30.
Bicarbonate de soude.......   0 gr. 20.

4. *Lavement chaque jour.*

5. *Soutenir le malade* par injection d'éther, ou une potion stimulante à l'acétate d'ammoniaque en cas d'adynamie. Donner par heure une cuillerée de :

Acétate d'ammoniaque.........   10 gr.
Teinture de cannelle...........   5 gr.
Extrait de quinquina...........   6 gr.
Eau de mélisse................   120 gr
Sirop d'écorces d'oranges amères.   30 gr.

C. — CIRRHOSE MÉCANIQUE

CIRRHOSE CARDIAQUE (Voir *Congestion passive du foie*).

D. — CIRRHOSES COMPLIQUÉES

I. — CIRRHOSE GRAISSEUSE

C'est la cirrhose compliquée de dégénérescence graisseuse. (Voyez ce mot et voyez *Tuberculose*.)

II. — CIRRHOSE PIGMENTAIRE
(Diabète bronzé).

Clinique. — Homme d'âge mûr ; début insidieux, une fois établie, marche rapide de 3 à 6 mois ; — signes de diabète ; — cachexie progressive ; — cirrhose hypertrophique ; — mélanodermie spéciale (les malades ressemblent à des nègres en quelques semaines ; la peau semble frottée à l'onguent gris) ; — mort dans cachexie et coma.

Etiologie. — Diabète. Le paludisme peut également déterminer de la cirrhose hypertrophique avec pigmentations cutanées.

Traitement.

Traitement général et diététique du diabète (Voyez ce mot).

2. Soutenir les forces du malade avec injections d'éther, de sérum, de cacodylate de soude.

CONGESTION DU FOIE

I. — CONGESTION ACTIVE.

Clinique. — 3 formes : 1° *Subaiguë légère*. — Embarras gastrique avec tuméfaction douloureuse du foie ; — sensibilité de l'organe ; durée : 8 jours.

2° *Moyenne*. — Mêmes symptômes plus nets avec ictère pléïochromique ; — les téguments, selles et urines sont colorés par la bile ; durée : 15 jours.

3° *Aiguë des pays chauds*. — Troubles gastro-intestinaux graves, phénomènes généraux accusés ; — douleurs violentes ; — Ictère ; — A répétition.

Etiologie. — Excès alcooliques ; — goutte ; — dilatation d'estomac ; — maladies infectieuses ; surtout séjour dans les climats chauds et écarts d'hygiène.

Traitement.

1° *Régime* lacté écrémé et hydro-lacté ; repos au lit.

2° *Antisepsie intestinale :* prendre deux fois par jour un cachet de :

a. Benzonaphtol......... 0 gr. 20 ⎰ pour
Bicarbonate de soude... 0 gr. 30 ⎱ 1 cachet

b. ou deux cachets de :

Benzoate de soude...... ⎰ ââ 0 gr. 50.
Benzonaphtol.......... ⎱ p. 1 cachet

c. Où mieux prendre chaque matin, pendant dix jours consécutifs, 1 pilule de :

Calomel...................... 0 gr. 02

d. Ou 1 cachet par jour de :

Calomel............   0 gr. 10 ⎱ p. 1 cachet
Sucre de lait........   0 gr. 50 ⎰   n° 10

3. *Purgatifs*, et de préférence purgatifs drastiques.

a. 1 pilule le matin de :

Aloès pulvérisé......   0 gr. 10 ⎱ p. 1 pilule
Miel..............   Q. S.   ⎰   n° 10

ou

b. Prendre 4 cachets dans la matinée de :

Poudre de cascara.........   0 gr. 25 n° 4

ou mieux :

c. 20 gr. le matin de teinture de jalap composée (eau-de-vie allemande) :

ou :

d. Prendre 2 cachets de :

Poudre de rhubarbe.. 1 gr. p. 1 cachet n° 2

4. Donner chaque jour un grand lavement froid, ou un lavage de 1 litre d'eau tiède additionnée de :

Bicarbonate de soude..............   10 gr.

5. Application sur la région hépatique de sangsues ou de ventouses scarifiées, ou de glace, de compresses trempées dans eau froide, eau chaude, alcool.

6. Cure hydro-minérale obligatoire, surtout dans la congestion des pays tropicaux ; la renouveler plusieurs années de suite ; Vichy ou Carlsbad.

7. Le reste du temps, hydrothérapie générale et douches tièdes locales.

II. — CONGESTION PASSIVE
(Foie cardiaque).

Clinique. — 2 degrés : A. Hypertrophie primitive du foie ; bord mousse, palpation douloureuse ; battements hépatiques ; tension et pesanteur.

B. Puis cirrhose cardiaque atrophique ou hypertrophique avec troubles digestifs ; — subictère et ictère ; — diminution des urines;— ascite.

Etiologie. — Cardiopathie antérieure, et surtout affection mitrale par insuffisance valvulaire.

Traitement.

A.— *Au premier degré de congestion simple.*

1. Relever le cœur par toni-cardiaques :

a. Prendre trois jours de suite en 4 fois, par cuillerée à bouche (8 h., midi, 4 h., 8 h.), la potion suivante :

Digitaline cristallisée Nativelle au 1000ᵉ.   L gouttes
Hydrolat de tilleul .... 60 gr.

ou

b. Prendre en deux fois la potion :

Teinture de digitale............ XXX gouttes
Sirop d'écorces d'oranges amères. 30 gr.
Eau distillée.................... 100 gr.

ou :

c. Toutes les quatre heures prendre une pilule de :

Poudre de scille .... ⎫
—   de scammonée . ⎬ ou 0 gr. 03 p. 1 pilule nᵒ 1
—   de digitale..... ⎭

Excipient............   Q. S.

ou :

d. Toutes les 4 heures prendre 1 pilule de :

Sulfate de spartéine............   0 gr. 02
Excipient......................   Q. S.

Nᵒ 24.

2. Régime lacté intégral. Additionner le lait de :

Lactose...............   50 gr. par litre.

Couper d'eau de Vichy, de café, de thé; tisanes diurétiques (chiendent, queues de cerises, chiendent additionné de 2 à 5 grammes par litre d'azotate de potasse).

3. Purgatifs de temps en temps, et de préférence purgatifs salins (Montmirail, Sedlitz, Hunyadi-Janos, Carabana).

4. Régime et hygiène sévères pendant la convalescence; éviter la fatigue, les excès, les séjours d'altitude, les émotions, pour prévenir les rechutes toujours possibles.

5. Massage du foie.

B. — Au 2ᵉ degré de cirrhose.

1. Purgatifs fréquents.

2. Lait additionné d'eaux alcalines (Vichy, Vals), régime lacto-végétarien le plus possible.

3. Deux fois par jour prendre un cachet pendant 15 jours de :

Bicarbonate de soude...... 1 gr. p. 1 cachet.

4. Diurétiques légers (comme 2 de A.).

5. Ponction de l'ascite si trop abondante (Voir *Cirrhose atrophique*).

CONTUSIONS DU FOIE
ET DES VOIES BILIAIRES

Clinique. — Mort dans collapsus en cas de traumatisme violent avec facies grippé, refroidissement; petitesse du pouls.

Signes de lésion hépatique : douleurs, vomissements biliaires, hoquet, gêne respiratoire, ictère.

Signes d'hémorragie , d'épanchement intra-péritonéal de bile.

Traitement.

Prévenir la péritonite et favoriser sa localisation.

1. Repos absolu dans décubitus dorsal.

2. Diète complète : sucer quelques petits morceaux de glace, puis donner par cuillerée à café de l'eau pure froide, puis lait écrémé coupé d'eau.

3. Vessie de glace sur la région.

4. Pratiquer, le 1er et le 2e jour, 1 ou 2 injections hypodermiques par jour, 3 dans les cas graves de 1 seringue de Pravaz de :

Chlorhydrate de morphine......   0 gr. 10
Eau distillée de laurier cerise...)
Eau distillée bouillie........... } 5 gr.

En cas d'hémorragie abondante, faire pratiquer la laparotomie exploratrice qui sera suivie, suivant les cas, de suture ou de tamponnement.

DÉGÉNÉRESCENCE AMYLOIDE

(Foie cireux, lardacé, amyloïde).

Clinique. — Hypertrophie indolore de la région, avec bord libre mousse et arrondi; — affaiblissement de l'état général ; — autres symptômes d'amyloïde, en particulier rate grosse et rein (Urines abondantes, pâles et fortement albumineuses).

Diagnostic. — Impossible quand amyloïde hépatique est isolée.

Etiologie. — Toujours secondaire à une cachexie chronique et particulièrement les suppurations (tuberculose, syphilis osseuse, ostéomyélite chronique).

Pour M. Castaigne, serait due à la dégénérescence hyaline combinée à l'acide chondroïtine sulfurique issu de la plaie suppurante.

Traitement.

1. Traitement de la cause, avant tout.

Tarir rapidement les suppurations, surtout les suppurations osseuses, au besoin intervenir chirurgicalement.

2. Traitement de l'amylose hépatique par le régime alimentaire, surtout lacté et aqueux (eaux de Vichy ou Evian).

3. Eviter l'encombrement et l'infection intestinale, soit par lavages, soit par calomel à petites doses, soit par antisepsie intestinale :

a. Donner chaque jour, après le repas, un cachet de :

Bicarbonate de soude...........   0 gr. 25
Benzonaphtol ....   0 gr. 20

ou

  b. Après chaque repas prendre un paquet de :

Carbonate calcique........... ⎫
Phosphate monocalcique....... ⎬ ââ 0 gr. 40
Charbon préparé............. ⎭

ou

  c. 3 fois par jour un cachet de :

Salol..............   1 gr. pour 1 cachet.

DÉGÉNÉRESCENCE GRAISSEUSE

(Hépatite graisseuse. Foie gras).

Clinique. — Deux formes : 1° simple ; 2° compliquée :
de cirrhose, de dégénérescence amyloïde, de tuberculose, de syphilis (voyez ces mots).

Foie gros, débordant, bord libre mousse, indoloré, parfois pesant, signes d'insuffisance hépatique avec urines rares foncées ; — urobilinurie ; — glycosurie alimentaire ; — indicanurie ; — hypo-azoturie ; — signes d'obésité générale.

Diagnostic. — Avec cirrhose hypertrophique (le foie est plus dur) ; — avec syphilis ou tuberculose, fréquemment associées.

Étiologie. — Gros mangeurs ; — obésité ; — alcoolisme ; — diabète ; — tuberculose.

Traitement.

1. *Régime alimentaire*. — Lait écrémé, nourriture exempte de graisses, substantielle et peu toxique, pâtes au lait écrémé, farines en bouillie, décoction de céréales, bouillon de légumes, viandes blanches, poissons maigres, fruits cuits.

Eau de Vichy et d'Evian, boisson chaude après le repas, parfois régime sec.

Eviter tout produit fermentescible.

2. *Exciter les fonctions hépatiques*.

a. Donner après chaque repas un cachet de :

Bicarbonate de soude............ 0 gr. 30
Phosphate monocalcique......... 0 gr. 40

b. Ou faire boire le matin à jeun un verre d'eau de Vichy (Hôpital) tiédie au bain-marie.

3. *Lutter contre l'infection et l'atonie intestinale.*

a. Donner chaque jour un grand lavage d'intestin ; au besoin faire bouillir dans l'eau du lavage 1 paquet de :

    Feuilles de séné...................... 6 gr.

ou :

b. Donner chaque matin une pilule de :

    Calomel à la vapeur......... 0 gr. 05 n° 10

pendant 10 jours.

4. Cure d'aération, au besoin à l'air vif, afin d'activer les combustions.

5. Le traitement le plus important, et que l'on doit toujours avoir en vue, est le traitement de la *cause*, et tout ce qui précède ne peut être mis en œuvre qu'en cas de simple surcharge graisseuse d'origine alimentaire.

Toujours surveiller le régime et ne l'établir que compatible avec un bon état général.

DIABÈTES SUCRÉS

I. — DIABÈTE CONSTITUTIONNEL

(Diabète gras, ou arthritique, par anhépatie) (Gilbert).

Clinique. — Début insidieux ; — petits accidents : salive acide et périostite alvéolo-dentaire ; — presbytie précoce ; — prurit, eczéma ; — anthrax ; — lassitude ; — frigidité ; — puis confirmation de ces symptômes : glycosurie ordinairement légère ou moyenne, de 10 à 50 gr. ; — polyurie ;— polydypsie ; — polyphagie.

Diagnostic. — Se fait pour le diabète par recherche du sucre ; — pour la variété de diabète en fractionnant en période de 4 heures les urines de 24 heures, et cherchant et dosant le glucose dans chaque échantillon. Dans le diabète par insuffisance hépatique (petit diabète) le maximum du passage du sucre se trouve dans les quatre heures qui suivent le repas (Gilbert et Lereboullet), et il y a peu d'urée.

Etiologie. — Hérédité ; — arthritisme ; — sédentarité ; — bonne chère.

Trouble fonctionnel lié à une insuffisance fonctionnelle ou organique du foie (Gilbert).

I. — Régime alimentaire.

Ecarter de l'alimentation : le sucre, les légumes et fruits sucrés (carottes, etc...,raisin, prunes); les mets additionnés de sucre (confitures, entremets, etc...); les féculents et farineux (pois, haricots, fèves, lentilles, riz, châtaignes, etc..., sauf pommes de terre cuites à l'eau), les pâtes, nouilles,vermicelles, etc...; les farines, le pain, les biscottes, les gâteaux secs et les pâtisseries. Ecarter également : les viandes mari-nées et faisandées, la charcuterie (sauf jambon), les co-quillages et crustacés (sauf huîtres), les fromages faits.

Se nourrir avec des aliments choisis parmi les sui-vants : Viandes de boucherie rouge ou blanche, jam-bon, volaille, gibier frais, poissons maigres, huîtres, grenouilles, laitages, fromages frais, blancs, cuits (gruyère, etc.), œufs, crèmes cuites, légumes verts et aqueux (artichauts, navets, etc.), pommes de terre cuites à l'eau, pâtes et farines de gluten, fruits secs non sucrés.

En guise de pain, manger des biscottes à la légu-mine, ou du pain de gluten.

S'abstenir de poivre, vinaigre, moutarde, sucre pour la préparation des aliments. Mieux vaut ne pas em-ployer la saccharine ou le sucre édulcoré. Employer sel, citron, cacao, café, vanille, gruyère rapé. Bois-son : eau, avec un peu de vin en quantité modérée, café. Sieste après les repas.

II. — Médicaments :

1. Pendant 15 jours consécutifs, tous les deux mois, faire une cure d'eau de Vichy chaude (Hôpital) prise 3/4 d'heure avant le déjeûner et le dîner; aller d'un demi-verre à 2 verres 1/2 à Bordeaux par jour.

2. Les 15 autres jours durant 4 jours consécutifs par semaine, prendre aux repas des pilules d'extrait hépatique (9 à 10 par jour), ou encore administrer par la voie buccale du foie de porc frais, râpé dans du bouillon à 30-35°, à la dose de 100 à 150 gr. par jour;

ou mieux encore laisser macérer cette dose pendant 1 heure dans 250 gr. d'eau à 35°, passer à l'étamine et faire prendre des lavements.

3. Les 3 autres jours, prendre à chaque repas de 10 à 20 gouttes par jour de :

Teinture de Boldo................ 20 gr.

4. En cas de fatigue et de lassitude, donner chaque jour une injection de :

Cacodylate de soude............. 0 gr. 05

pour 1 ampoule stérilisée n° 12.

ou :

b. Prendre chaque matin un cachet de :
Poudre de fèvre de St-Ignace..... 0 gr. 05
Glycérophosphate de chaux..... 0 gr. 50

III. — *Hygiène générale :*

1. Frictions alcoolisées au gant de crin chaque matin.

2. Bains de temps à autre.

Exercice journalier, aérothérapie, soins de propreté de la bouche et des dents.

Pas d'excès d'aucune sorte, ni tabac, ni alcool.

IV. — *Cure hydro-minérale.* — Vichy, saison chaque année.

V. — *Faire chaque mois une analyse complète des urines.*

II. — DIABÈTE PANCRÉATIQUE

(Diabète maigre, jeune, par hyperhépatie (Gilbert).

Clinique. — Début brusque, par troubles gastro-intestinaux, par ictère, par douleur lombaire. — Les 4 signes cardinaux : glycosurie, polyurie, polydypsie, polyphagie, sont au maximum (10 à 15 litres d'urine, 100 à 800 grammes de sucre). — Etat général rapidement et profondément atteint, amaigrissement précoce, diarrhée, cachexie, tuberculose pulmonaire.

Diagnostic de la variété. — Se fait par âge du sujet, par quantité de sucre; par fractionnement en 4 heures des urines de 24 heures, montrant le maximum du passage du sucre aux heures éloignées des repas ou, à la fin, une quantité considérable et égale de sucre dans chaque échantillon (Gilbert).— Il y a beaucoup d'urée.

Etiologie. — Obscure; lésion du pancréas provoquant moins d'activité dans la fonction frénatrice du pancréas et secondairement plus d'activité dans la fonction du foie.

Traitement.

I. — Régime alimentaire : Comme I.

II. —Médicaments :

1. Tous les mois pendant 10 jours. Donner trois cachets par jour de :

Antipyrine......................) ââ 0 gr. 60
Bicarbonate de soude...........)   n° 15

ou :

b. 2 cachets par jour de :

Antipyrine...................... 1 gr.
Poudre d'opium................. 0 gr. 05
                               n° 10

2. Pendant les 10 autres jours prendre tous les jours 2 à 3 pilules de :

Extrait de belladone........... 0 gr. 01
—   de valériane............ } ââ 0 gr. 10
Poudre de valériane...........

3. Les 10 jours qui succèdent, prendre aux repas des pilules d'extrait pancréatique.

III. — Hygiène générale : Comme I.

IV. — Cure hydro-minérale : La Bourboule, chaque annéc.

V. — Une analyse d'urine chaque mois.

III. — DIABÈTE NERVEUX

(Diabète parfois traumatique.— Diabète intermittent).

Clinique. — Début insidieux ou très brusque. — Polyurie considérable avec glycosurie essentiellement variable et transitoire. — Phénomènes généraux graves rares.

Etiologie. — Traumatisme crânien ou médullaire ; lésions bulbo-protubérantielles (gommes syphilitiques parfois).

Traitement.

I. — Régime alimentaire : Comme pour I.

II. — Médicaments :

Tous les jours prendre deux cuillerées à bouche de :

Bromure de potassium........... 20 gr.
Antipyrine .... 10 gr.
Eau distillée................. 300 cc.

ou 3 pilules par jour de :

Extrait thébaïque.............. 0 gr. 02
—   de belladone........... 0 gr. 01
p. 1 pilule.

III. — Hygiène : Hydrothérapie par douche journalière froide de 30 secondes en jet.

IV. — DIABÈTES COMPLIQUÉS

Complications :

1° *Digestives.* — Gingivite expulsive, dyspepsie, entérite, cirrhose hypertrophique pigmentaire ou diabète bronzé ;

2° *Pulmonaires.* — Tuberculose, pneumonie et bronchopneumonie, gangrène, œdème du poumon ;

3° *Cardio-artériels.* — Hypertrophie du cœur, artérite oblitérante et gangrène ;

4° *Cutanées.* — Prurit, érythème, urticaire, eczéma, diabétides génitales de Fournier, furoncles, anthrax, phlegmon;

5° *Génito-urinaires.* — Albumine, urétrite, balanite et posthite ;

6° *Nerveuses.* — Monoplégie, hémiplégie, paraplégie, œdèmes, mal perforant, névralgies (sciatique double), cataracte, coma diabétique.

Traitement de quelques complications.

A. *Diabète et tuberculose :*

1. Régime tonique et peu sévère ; renforcer les aliments gras.

2. Donner de l'arsenic, soit en piqûres de cacodylate de soude à 0 gr. 05 par cmc.; soit en liqueur de Fowler (V à X gouttes) à chaque repas.

3. Matin et soir prendre un lavement de :

Créosote......................	1 gr. 50
Laudanum de Sydenham.........	V gouttes
Savon amygdalien.............	2 gr.
Jaune d'œuf..................	nº 1
Eau.........................	300

4. En hiver huile de foie de morue.

5. Cure de la Bourboule, Royat, ou Ems, altitude.

B. *Diabète et albuminurie :*

1. Restreindre un peu les aliments azotés. Donner du lait; si le mal de Bright prend des proportions inquiétantes, mettre au régime lacté absolu.

2. Soutenir les forces avec 3 à 5 pilules par jour :

Extrait de quinquina............ ⎫
— de kola............... ⎬ ââ 0 gr. 10

3. Saison à Royat, Evian ou Saint-Nectaire.

C. *Diabète et diabétides génitales :*

1. Eviter le contact des urines sucrées avec les téguments.

2. Laver avec une solution de bicarbonate de soude.

3. Appliquer ensuite la pommade suivante :

Amidon...................... ⎫
Talc........................ ⎪
Lanoline.................... ⎬ ââ 5 gr.
Vaseline.................... ⎭

ou poudrer avec :

Talc .... 60 gr.

Sous-nitrate de bismuth........ ⎫
Oxyde de zinc.................. ⎬ âà 19 gr.

Borate de soude............... 2 gr.

D. *Diabète et complications chirurgicales* : (Gangrène, suppuration, cataracte).

Si le diabète constitue pour le chirurgien un facteur de gravité, il faut se rappeler que les opérations pratiquées avec l'asepsie et l'antisepsie actuelles peuvent donner d'excellents résultats.

V. — COMA DIABÉTIQUE

Clinique. — Troubles dyspnéiques (respiration irrégulière genre Cheyne-Stokes), troubles gastro-intestinaux, vertiges, cyanose, odeur acétonémique de l'haleine et de l'urine, réaction rouge au contact de l'urine et du perchlorure de fer.

Traitement.

I. — Dès les premiers symptômes, supprimer le régime carné et mettre le malade au lait et au repos absolu ; supprimer tout médicament.

II. — Donner du bicarbonate de soude à haute dose, 20 gr. par 24 heures ; toutes les 2 heures faire absorber 2 à 3 grammes.

III. — Faire une grande injection sous-cutanée de sérum physiologique (100 à 200 cmc.), parfois même faire une injection intraveineuse.

IV. — Inhalation d'oxygène.

V. — Relever le cœur par injection d'éther, de caféine.

a. 1 centim. cube d'éther ;

ou :

b. 1 cmc. de la solution (2 à 3 par jour).

Caféine	4 gr.
Salicylate de soude..........	3 — 10 cent.
Eau distillée......... q.s.p.	10 cmc.

DIABÈTES INSIPIDES

I. — DIABÈTE OXALURIQUE

Clinique. — Le taux normal est de 20 milligrammes par litre d'urine ; ce taux, lorsqu'il est dépassé de beaucoup, donne le diabète oxalurique (5 gr. par jour).
Etiologie. — Goutte.

Traitement.

I. — Régime :

Supprimer oseille, asperges, artichauts, tomates, viandes faisandées, vins de Bourgogne.

Cure de lait pendant 8 à 10 jours par mois.

II. — Cure hydro-minérale :

Evian, Vittel ou Contrexeville.

II. — DIABÈTE PHOSPHATURIQUE
(Phosphaturie).

Clinique. — Polyurie et perte excessive de phosphates alcalins.
Etiologie. — Tuberculose, maladies nerveuses.

Traitement.

1. Donner 2 cachets par jour de :

Phosphate de chaux,............   0 gr. 50
— de soude..........   0 gr. 20
Chlorure de sodium..........   0 gr. 30

pour 1 cachet n° 20

ou :

b. Donner 2 cachets par jour de :

Glycérophosphate de chaux...   0 gr. 30
Poudre de noix vomique......   0 gr. 03
— de coca............   0 gr. 50

pour 1 cachet.

ou :

c. 2 cuillerées à soupe par jour de :

Arséniate de soude...........   0 gr. 05
Sirop de quinquina...........   400 gr.

III.—DIABÈTE AZOTURIQUE

(Azoturie).

Clinique. — Mêmes symptômes que dans le diabète sucré.
Etiologie. — Emotion, fatigue, traumatisme.

Traitement.

1. *Repos absolu*.

2. *Régime tonique* substantiel et très azoté.

3. *Médicaments* :

a. 3 pilules par jour de :

Sulfate de quinine..........   ⎰ ââ 0,10
Extrait de quinquina.........   ⎱ p. 1 pilule.

ou :

   b. 2 cachets par jour de :

Poudre de noix vomique......   0 gr. 05
Glycérophosphate de chaux....   0 gr. 30
Poudre de kola..............   0 gr. 50

ou :

   c. 2 cuillerées à soupe par jour de :

Arséniate de soude...........   0 gr. 10
Eau distillée.................   300 gr.

ou :

   d. XX gouttes par jour de :

Liqueur de Fowler................   10 gr.

IV. — DIABÈTE HYDRURIQUE
(Polyurie simple — essentielle).

1. Donner 2 cachets par jour de :

Antipyrine............ 1 gr.
Poudre d'opium....... 0 gr. 05 } p. 1 cachet.

ou :

2. Prendre 4 pilules par jour de :

Extrait de belladone........   0 gr. 01
— de valériane........ }
Poudre de valériane........ } àà 0 gr. 10

                          pour 1 pilule.

ou :

3. Prendre 3 cuillerées à soupe par jour de :

Bromure de potassium............ 20 gr.
Eau distillée.................... 300 gr.

DISTOMATOSE DU FOIE

Clinique. — Anémie progressive et profonde. — Cachexie aqueuse des vétérinaires. — Accidents angiocholitiques.— Coliques hépatiques. — Cirrhose biliaire.

Etiologie.— Envahissement des voies biliaires par la *douve hépatique* (fasciola hepatica de Linné).

Diagnostic. — Impossible, sauf cas exceptionnel où le parasite tombant dans intestin est évacué par les fèces.— Recherche microscopique.

Traitement.

1. Donner chaque jour 6 cachets de :

Salicylate de soude............... 0 gr. 75

Bicarbonate de soude........... 0 gr. 25

　　　　　　　　　　　　　　　p. 1 cachet.

2. Associer l'extrait éthéré de fougère mâle à la dose de 2 capsules par jour de 0 gr. 50.

3. Régime tonique et substantiel; peu de viande; préparations ferrugineuses, hémoglobiniques; donner chaque jour 2 cuillerées de :

Sirop d'hémoglobine............. 1 flacon.

4. Hydrothérapie.

5. Parfois intervenir chirurgicalement en cas d'obstruction des voies biliaires avec ictère chronique par rétention.

HÉPATITE NODULAIRE

Clinique. — Tableau d'une cirrhose vulgaire, à marche plus rapide, avec foie petit, parfois gros, douloureux dans certains cas; — ascite; — troubles gastro-intestinaux; — cachexie terminale.

Etiologie. — Paludisme et tuberculose. — Le cancer et les cirrhoses s'accompagnent fréquemment d'hépatite nodulaire.

Diagnostic. — Surtout avec cirrhose; mais marche plus rapide et, de plus, antécédents de paludisme ou de tuberculose.

Traitement.

1. Régime lacté intégral. Lait coupé d'eau de Vichy, thé, café.

2. Traitement de la cause. (Voyez *Paludisme et tuberculose hépatiques.*)

HÉPATOPTOSE

(Foie mobile).

Clinique. — Tantôt latente sans symptômes, tantôt douloureuse depuis simple tiraillement et pesanteur, à paroxysmes violents, avec troubles nerveux (hypocondrie, hystérie).

Etiologie. — Malformation congénitale ou acquise (étroitesse de base du thorax; — tumeurs; — épanchements pleurétiques). Amaigrissement; — accouchements multiples. — Corset. — Entéroptose.

Diagnostic. — Par la palpation.

Traitement.

1. Décubitus dorsal, surtout pendant la digestion, pour prévenir les crises.

2. Réduction et immobilisation par une ceinture abdominale.

3. Intervention chirurgicale : hépatopexie.

ICTÈRES

N'est souvent qu'un symptôme commun à une foule d'affections que l'on trouvera au cours de l'ouvrage. Dans d'autres cas, ce symptôme prend une telle importance qu'il domine toute la scène clinique : ce sont les *ictères maladies*, les seuls que nous décrivions ici à part.

I. — ICTÈRE AIGU SIMPLE
(Bénin, catarrhal).

Clinique. — 3 périodes ; — 1º période préictérique ; — embarras gastrique, inappétence, état saburral.

2º Période ictérique : (*a*) jauneur de la peau des muqueuses, des conjonctives, de jaune clair à vert olive ; — (*b*) urines rares et foncées ; — (*c*) matières fécales décolorées et blanches. — Lorsque prolongé, alors symptômes secondaires ; ralentissement du pouls, démangeaisons, hémorragies, anorexie, dépression physique et morale, fièvre, foie gros et douloureux.

3º Période de convalescence (crise urinaire constante) ; — affaiblissement progressif des symptômes.

Etiologie. — Ingestion de substances alimentaires nocives ou avariées.

1. Donner parfois au début un vomitif :

Poudre d'ipéca.................... 1 gr. 50

en 3 paquets, de 10 minutes en 10 minutes. Eau tiède aux envies de vomir.

2. Antisepsie intestinale :

a. Prendre 3 fois par jour 1 cachet de :

Salol............ } ou 0 gr. 50, p. 1 cachet
Salicylate de soude. }

ou :

b. Prendre 3 fois par jour un cachet de :

Salicylate de soude... 0 gr. 50 } p. 1 cachet
Bicarbonate de soude. 0 gr. 30 }

ou :

c. Prendre 4 fois par jour un cachet de :

Salicylate de soude. 10 gr. } en 30 cachets.
Benzoate de soude.. 20 gr. }

3. Régime lacté *absolu et intégral*. Le lait sera écrémé et coupé d'eau de Vichy ; interdiction de toute boisson alcoolique.

4. Donner chaque matin un grand lavement (1 litre à 1 litre 1/2) d'eau froide à 15°, que le malade gardera 10 à 15 minutes.

5. Vers le 6e ou 8e jour, avec la désobstruction annoncée par recoloration des matières fécales, donner une purgation saline :

Prendre le matin à jeun 2 verres à bordeaux d'eau de Rubinat ou Carabana.

6. Surveiller la convalescence. Ne permettre que peu à peu et progressivement le retour au régime carné ; continuer au moins 15 jours le régime lacto-végétarien.

7. Prescrire une cure hydro-minérale. Vichy.

II. — ICTÈRE ÉMOTIF

Ictère qui survient brutalement après une émotion

violente. Symptomatologie nette. Traitement : le même que dans I.

III. — ICTÈRE INFECTIEUX

Clinique. — Revêt l'aspect d'une maladie infectieuse qui se complique d'ictère.

Deux formes : 1° *Forme simple* (ictère avec phénomènes généraux plus marqués que dans ictère catarrhal, herpès).

2° *Forme typhoïde* (frissons, céphalalgie, fièvre intense, insomnie, tuméfaction du foie et de la rate, ictère, prostration, hémorragies, crise urinaire et sudorale, rechutes fréquentes).

Etiologie. — Absorption d'eaux malsaines, de poisons volatils (tanneurs, bouchers, égoutiers) ; intoxications diverses, surtout alcooliques. L'état antérieur du foie et des reins joue dans la genèse un rôle considérable. Bactériologie encore mal connue ; — importance des germes anaérobies ; — épidémie.

Diagnostic. — Avec grippe ; — fièvre typhoïde (sérodiagnostic) ne se fait qu'à la phase ictérique.

Traitement.

1° Régime lacté absolu. Adjoindre l'alcool à petites doses pour soutenir l'état général, sous forme de grogs légers, de champagne coupé d'eau, de limonade vineuse.

2° Balnéation froide quand il y a hyperthermie continue. Donner toutes les 4 ou 5 heures un grand bain à 35° refroidi progressivement à 25°. Durée du bain un 1/4 d'heure ; prendre la température immédiatement avant et 1/2 heure après la sortie, celle-ci se fera le malade roulé à même dans une couverture de laine.

3⁰ Donner matin et soir un cachet de :

Chlorhydrate de quinine. 0 gr. 25) p. 1 cachet.
Bicarbonate de soude.... 0 gr. 30)

4° Faire au besoin deux fois par jour une injection sous-cutanée de 250 à 500 cmc. de sérum de Hayem stérilisée.

5° Soutenir le cœur avec 3 ou 4 piqûres journalières de un centimètre cube, de :

a.   Camphre.................. 10 gr.
         Huile stérilisée pour Q. S... 100 cc.

ou :

b. Faire une ou deux injections journalières de 1 centimètre cube de :

Caféine .... 4 gr.
Salicylate de soude............. 3 gr. 10
Eau distillée pour Q. S......... 10 cc.

6° A la période de déclin, donner une purgation saline ou huileuse.

7° Surveiller la convalescence attentivement; régime lacto-végétarien, surveiller les selles et la diurèse.

IV. — ICTÈRE INFECTIEUX A RECHUTES

(Maladie de Weill).

Voir III.

V. — ICTÈRES GRAVES

Clinique. — Syndrôme terminal de certaines affections du foie, ou maladie à prédominance hépatique due à une lésion grave de la cellule par intoxication massive et profonde.

Symptômes généraux graves d'infection (adynamie, collapsus), hyperthermie ou hypothermie ; — délire, convulsions, coma ; — hémorragies nasales, intestinales, stomacales (vomito negro), utérines, cutanées (purpura) ; — l'ictère constant au début disparaît avec les progrès de la maladie par mort de la cellule hépatique.

Etiologie. — Maladies hépatiques ; — intoxication phosphorée ; — infections microbiennes (microbe de Sanarelli et fièvre jaune); tare hépatique sur laquelle se greffe une maladie générale.

1. Diète lactée absolue.

2. Matin et soir un grand lavement (1 litre à 1 litre 1/2) d'eau froide à 15°.

3. Antisepsie intestinale ;

a. Prendre trois fois par jour un cachet de :

Salol................ ⎫
Salicylate de soude... ⎭ ãã 0 gr. 50 p. 1 cachet

ou :

b. Donner 4 fois par jour un cachet de :

Salicylate de soude.. 10 gr. ⎫
Benzoate de soude... 20 gr. ⎭ en 30 cachets

ou :

c. Donner 4 à 6 fois par jour un cachet de :

Naphtol β précipité......... ⎫ ãã 0 gr. 30
Salicylate de bismuth....... ⎭ p. 1 cachet

ou :

d. Donner toutes les 2 heures un cachet de :

Salicylate de bismuth...... (ââ 0 gr. 50 cgr.
Benzonaphtol............... (pour 1 cachet nº 8.

4. Draps mouillés ou bains froids à 25° (l'hépatique supporte mal la réfrigération ; ne pas descendre au-dessous de 25°).

5. Injection de sérum artificiel.

6. Opothérapie hépatique, 150 gr. de foie de porc frais, pulpé dans de l'eau tiède ou en lavement (voir Diabète constitutionnel).

VI. — ICTÈRES CHRONIQUES SIMPLES

Clinique. — Etat chronique caractérisé par une jauneur spéciale des téguments avec pigments biliaires ou non dans l'urine. (Voir *Cholémie familiale*.) 3 formes caractérisées par l'état du foie et de la rate : Hépatosplénomégalique. — Hépatomégalique. — Splénomégalique.

1. Régime lacto-végétarien prolongé (Lait écrémé coupé ou non d'eau d'Evian. Potages ou bouillies au lait ; légumes verts hachés au lait ; légumes secs en purée ; pâtes ; farineux ; fruits cuits). Proscrire viandes, œufs, conserves, beurre, huile.

2. De temps à autre, donner durant 10 ou 12 jours consécutifs le matin 1 pilule de :

Calomel.......... 0 gr. 05 p. 1 pilule.

3. Lavements le reste du temps.

4. Cure hydro-minérale de préférence chaque année à Evian ou Vichy.

VII. — ICTÈRE DU NOUVEAU-NÉ

Clinique. — 2 formes : 1° *Idiopathique :* fréquent chez les enfants qui ont souffert pendant l'accouchement, chez enfants débilés. — Débute quelques heures après la naissance, diminue et disparaît en 8 jours ; — toujours bénin.

2° *Symptomatique :* a) par malformation congénitale des voies biliaires ; b) par infection (phlébite du cordon).

Traitement.

Thérapeutique nulle.

Petits lavages d'intestin avec 1 sonde urétrale et une petite poire en caoutchouc d'eau de Vichy tiède.

INSUFFISANCE HÉPATIQUE

Clinique. — Infériorité fonctionnelle de la cellule hépatique ; se traduit par signes cliniques variables suivant ses degrés.

1° Forme légère. Hypo-azoturie, glycosurie alimentaire, demande à être recherchée ;

2° Forme moyenne. Présence d'albumine et de peptone dans les urines. Légères hémorragies ; urobilinurie-indicanurie.

3° Grande insuffisance hépatique. (Voir *Ictère grave*.)

Etiologie. — Infections aiguës (pneumonie, fièvre typhoïde, septicémie, etc.) — Intoxications aiguës (phosphore, arsenic, alcool, plomb). — Et principalement affections du foie lui-même (ictère infectieux bénin, atrophie jaune aiguë du foie, fièvre jaune, hépatites chroniques, gêne dans la circulation porte).

Traitement.

1° Régime lacté absolu (lait écrémé, képhir). Boissons abondantes et stimulantes. Tisanes diurétiques ;

2° Calomel 0 gr. 02 pour 1 pilule n° 12. Tous les matins une pilule ;

3° Antiseptiques intestinaux (Voir 3 de V, *Ictères graves*) ;

4° Grands lavements pris tous les matins ;

5° Opothérapie hépatique (Voir 6, *Ictères graves*) ;

6° Contre la fièvre. Quinine. Enveloppements dans des draps mouillés ;

7° Traitement symptomatique des hémorragies, des lipothymies fréquentes.

KYSTE HYDATIQUE

Clinique. — 4 stades pouvant être successifs :

1° Stade *latent*, indolore, troubles fonctionnels dyspeptiques, cardiaques, hémorragies.

2° Stade *douloureux* et de tumeur; douleur épaule droite ; — urticaire; — dégoût des matières grasses; — pleurésie droite, — tumeur rénitente à frémissement spécial (hydatique) à 3 sièges : antérieur, inférieur et sous-phrénique.

3° Stade de *suppuration* avec fièvre ; phénomènes généraux graves.

4° Stade de *rupture* dans les voies aériennes (vomique et suffocation), digestives (diarrhée spéciale), biliaires (coliques hépatiques, ictère) dans péritoine. Phénomènes de péritonite, puis greffe et échinococose secondaire (Devé) dans veine porte et veine cave (Gilbert et Lippmann) et mort subite.

Boinet et Chazoulière ont extrait du contenu d'un kyste une ptomaïne très active.

Etiologie. — Dù au développement dans le foie d'une phase spéciale (vésiculaire) du tœnia échinococcus lequel normalement habite l'intestin du chien et du chat ; — contagion par légumes ou eau souillée, œuf ingéré, embryon hexacanthe, migration hors de l'intestin par veine porte et kyste hydatique.

Suppuration par infection sanguine ou biliaire de voisinage, germes anaérobies (Lippmann).

Diagnostic. — Se fera par la tumeur frémissante, la radiographie, l'examen du sang (éosinophilie), le sérodiagnostic; la ponction exploratrice est une méthode dangereuse.

Se fera sur les questions suivantes : Y a-t-il tumeur ? De quel organe ? (tumeur : rate, ovaire, rein, épanchement pleural à éliminer). — De quelle nature ? (cirrhose, leucémie, ou néoplasme).

Traitement.

I. — Traitement prophylactique.

Faire usage d'eau bouillie et de légumes lavés soigneusement.

II. — Traitement du kyste simple.

1. Ponction aspiratrice.

Avec une aiguille fine (n° 2 de l'aspirateur Dieulafoy). Elle devra être aussi évacuatrice que possible, totale, pour éviter les accidents d'intoxication ortiée. Guérison dans les 2/3 des cas après une seule ponction.

2. Ponction suivie d'injection parasiticide.

a. Liqueur de Van Swieten ; injecter 100 gr. au plus, retirer soigneusement et laver la poche à l'eau bouillie.

ou :

b. Eau naphtolée saturée.

ou :

c. Solution de sulfate de cuivre à 5 p. 100.

3. Méthode de Baccelli.

En cas de nombreuses vésicules filles avec ponction incomplète :

Ponction. Evacuation du liquide de la vésicule ponctionnée, puis abandon dans la cavité kystique de 20 cc. de liqueur de Van Swieten.

4. Intervention chirurgicale en cas d'insuccès. Incision, évacuation, actuellement toujours par la voie abdominale. Capitonnage (P. Delbet) ou réduction du kyste après suture sans drainage. Pratiquer la formo-

lisation du kyste avant son ouverture (solution à
2 p. 100), pour éviter des accidents possibles d'échi-
nococcose secondaire (Devé).

III. — Traitement du kyste suppuré :

L'intervention chirurgicale s'impose. — Incision,
évacuation, marsupialisation.

LITHIASE BILIAIRE

Clinique. — 3 formes : *I. Lithiase latente* (symptômes de dyspepsie chronique ; teint subictérique ; douleurs sourdes ; pesanteur dans hypocondre droit).

II. Colique hépatique : (douleur extrême trois heures après le repas avec irradiation scapulaire droite et épigastrique ; frissons ; nausées ; vomissements ; puis ictère ; puis endolorissement du foie ; dyspepsie ; calculs dans les selles parfois ; retour de crises).

III. Colique vésiculaire : Le calcul tente de sortir de la vésicule, mais ne peut émigrer au dehors (petits accès douloureux, réitérés fréquemment ; parfois état de mal persistant plusieurs semaines et coupé de phases d'accalmie ; pas d'ictère ; pas de calcul dans les selles).

Diagnostic. — Embarras gastrique ; — gastralgie ; — syndrôme pylorique.

Etiologie. — Infection intestinale et biliaire ; arthritisme ? Ralentissement de la nutrition ? Hérédité, sédentarité, grossesse.

Traitement.

I. — *Lithiase latente :*

1. *Régime alimentaire*. — Ecarter de l'alimentation : vins de Bourgogne, alcool, beurre, graisse, huile, jaune d'œufs, tomate, oseille, fruits acides, cervelle, crudités. — Prendre surtout lait, — laitages, — viandes blanches ou rouges très cuites, — légumes verts, — poissons légers, — jambon, — pâtisseries.

sèches. — Vin blanc léger coupé d'eau d'Evian aux repas ou Vichy (Célestins).

2. *Régime hygiénique.* —Marcher beaucoup ; exercice continu ; gymnastique rationnelle ; chasse ; vie en plein air ; friction chaque matin avec ou sans tub ; — éviter massages violents, éviter les heurts ; éviter les exercices par trop violents.

3. *Cure hydro-minérale.* — Vichy ou Carlsbad.

4. *Thérapeutique préventive.* — Prendre pendant 10 ou 15 jours de suite, à chaque repas, un cachet de :

Salicylate de soude............) ââ 0 gr. 50
Benzoate de soude...........) p. 1 cachet.

II. — *Colique hépatique :*

A. — Calmer la douleur.

1. Au moment de la crise, faire une piqûre de 1 cmc. de :

Chlorhydrate de morphine......   0 gr. 10
Sulfate d'atropine ....   0 gr. 005
Eau de laurier-cerises.........   10 gr.

Parfois une piqûre d'eau distillée bouillie calme la douleur.

2. Appliquer au devant du foie des compresses trempées dans eau froide recouvertes de taffetas, ou dans eau chaude additionnée ou non d'alcool.

3. Inhalation de chloroforme. Lavement avec 4 grammes de chloral dans 60 grammes de lait.

4. Ou donner 4 à 6 capsules par jour de :

Ether................   1 gr. par capsule.

5. Régime aqueux ou lacté.

B.— Tenter l'expulsion ou la dissolution du calcul.

1. Si le malade le supporte, donner le matin à jeun 300 grammes d'huile d'olive ; commencer par un demi-verre à madère absorbé lentement, le sujet couché dans le décubitus latéral droit. Remplacer parfois par glycérine (1 à 3 cuillerées).

2. Donner dans la journée 2 à 4 cachets de :

Salicylate de soude.....   1 gr. p. 1 cachet

3. Ou donner remède de Durande : 2 à 4 grammes par jour de :

Essence de térébenthine..........   10 gr.
Ether ordinaire....................   20 gr.

4. Ou donner V à XX gouttes par jour dans une infusion chaude de :

Huile de Harlem (de Koning-Tilly).

C. — Dans l'intervalle des crises.

1. Donner régulièrement et méthodiquement, pendant une ou deux années consécutives pendant 15 jours par mois, à chaque repas, 1 cachet de :

Salicylate de soude...... } àà 0 gr. 50 p. 1
Benzoate de soude....... }   cachet.

2. Régime alimentaire et hygiénique, comme 1 et 2 de I.

3. Cure hydrominérale indispensable 1 ou 2 fois par an, à Vichy ou Carlsbad (parfois Pougues, Vittel, Capvern). Le traitement fait à Vichy constitue encore un des meilleurs moyens de venir rapidement à bout de la lithiase biliaire et des congestions qu'elle provoque sans cesse.

Faire au besoin la cure à la maison (Vichy, Grande-Grille chauffée au bain-marie).

Prendre progressivement, pendant 20 jours, un à trois verres : une heure et demie, une heure, et demi-heure avant chacun des deux repas.

4. Prendre 10 jours par mois de X à XX gouttes à chaque repas de :

Teinture de Boldo................. 16 gr.

III. — *Colique vésiculaire (Gilbert)*.

Le seul traitement qui puisse convenir est d'éviter les grandes chasses biliaires succédant aux repas. Pour cela, donner dans la journée, de minute en minute, pris par gorgées, le malade restant au lit, 2 litres 1/2 à 3 litres de lait écrémé ou de Képhir maigre (fait avec du lait écrémé).

Revenir lentement et progressivement, après un mois de ce traitement, au régime en 4 repas (8 heures, midi, 4 heures, 8 heures) lacto-farineux, puis au régime lacto-végétarien.

IV. — *Traitement chirurgical :*

Indication : 1. Fièvre élevée et complication infectieuse (angiocholécystite, suppuration).

2. Retours par trop fréquents de crises par trop douloureuses.

3. Arrêt et enclavement du calcul avec ictère par rétention prolongée.

Suivant les cas, cholécystectomie-cholécystotomie et drainage de la vésicule, cholécystentérostomie. Ne négliger, dans aucun cas d'intervention, de s'assurer par le cathétérisme que les voies biliaires sont libres.

MORVE DU FOIE

Clinique. — Affection extrêmement rare ; jamais isolée et associée à d'autres symptômes|d'infection farcino-morveuse ; accidents externes cutanés à déterminations nasales et laryngo-bronchiques.

Etiologie. — Contamination par l'animal, principalement par le cheval.

Diagnostic. — S'établit par le microscope (Bacille semblable à celui de la tuberculose mais plus court et moins grêle. Réaction colorante peu caractéristique. Culture facile et plus caractéristique) ; par le sérodiagnostic ; par la notion de contamination ; se fait avec rhumatisme, infection purulente, érysipèle).

Traitement.

I. — Traitement prophylactique :

Isolement des animaux réagissant aux injections de malléine (Nocard).

II. — Traitement de la maladie déclarée :

1. Prendre chaque jour II gouttes de :

Teinture d'iode.......... 15 gr. (Tardieu).

Augmenter d'une goutte jusqu'à XX gouttes.

ou :

2. Prendre 3 cuillerées par jour de :

Iodure de potassium............... 20 gr.

Eau distillée..................... 200 —

3. On a préconisé le traitement mercuriel à la dose de 4 gr. d'onguent gris en friction par jour.

PALUDISME HÉPATIQUE

Peut produire divers accidents hépatiques ou à prédominance hépatique :

    I. — **CONGESTION AIGUE DU FOIE** (Voir *Congestion*).

    II. — **CIRRHOSE PALUDÉENNE** (Voir *Cirrhose*).

    III. — **ABCÈS HÉPATIQUE** (Voir *Abcès*).

    IV. — **FIÈVRE BILIEUSE HÉMOGLOBINURIQUE.**
(Accès bilieux).

Clinique. — C'est une des formes que peuvent affecter les accès pernicieux, fièvre vive avec rémissions plus ou moins marquées. Vomissements bilieux. Ictère de plus en plus foncé. Urines très foncées. Constipation. Etat typhoïde. Adynamie. Coma. Dans d'autres cas la fièvre tombe et le malade se remet rapidement.

Etiologie. — Discutée. Pour certains relève du paludisme et par conséquent de l'Hématozoaire de Laveran, pour d'autres serait due à un microbe spécial, ou à la quinine, pour d'autres enfin maladie complexe, le paludisme préparant le terrain.

Diagnostic. — Avec la fièvre jaune (Voyez *Ictère grave*).

Traitement.

I. — Traitement préventif :

    1. *Hygiène générale.* Eviter les excès et la fatigue.

    2. *Alimentation saine et simple*, lait, laitages.

    3. *Eviter la piqûre des moustiques* (moustiquaires ; protection dans les pays chauds par toiles métalliques aux fenêtres).

    4. *Prescrire de la quinine.*

    a. Chaque jour 0 gr. 10 à 0 gr. 25 de sulfate ou de chlorhydrate de quinine. Doses faibles.

ou :

b. Tous les 2 ou 3 jours prendre 0 gr. 30 à 0 gr. 50 (doses moyennes).

ou :

c. Tous les 7 jours de 0 gr. 60 à 1 gr. (doses fortes).

Le professeur Arnaud, de Marseille, conseille de faire prendre la quinine cinq ou six heures avant le début de l'accès, quel que soit le type qu'il affecte.

II. — *Traitement curatif.*

1. *Régime lacté absolu* et repos au lit.

2. Faire deux injections hypodermiques à un centi-mètre cube de :

Chlorhydrate basique de quinine.... 3 gr.
Analgésine........................ 2 gr.
Eau distillée bouillie............. Q. S.

                                  pour 10 cc.

                                  (Laveran.)

3. *Relever les forces* et combattre le collapsus avec sinapisme, injection d'éther, donner toutes les heures 1 cuillerée à bouche de la potion :

Acétate d'ammoniaque.......... 10 gr.
Teinture de cannelle.......... 5 gr.
Extrait de quinquina.......... 2 gr.
Eau de mélisse................ 120 gr.
Sirop d'écorces d'oranges amères.. 30 gr.

Après la défervescence donner une nouvelle dose de quinine, puis continuer la quinine à petites doses par la voie gastrique.

PÉRIHÉPATITES

(Inflammation du péritoine périhépatique).

I. — PÉRIHÉPATITE SÈCHE

Clinique. — Dans certains cas latente, dans d'autres aiguë : douleur vive en plein foie exaspérée par mouvement, respiration, toux. Frottement périhépatique (bruit de cuir neuf); parfois fièvre et symptômes généraux.

Etiologie. — Primitive très rarement. Secondaire presque toujours à cirrhose, à infection péritonéale — et plus souvent à péricardite (symphyse péricardo-périhépatique de Gilbert et Garnier). Secondaire souvent à tuberculose.

Diagnostic. — Avec pleurésie diaphragmatique ou de la base droite, avec congestion du foie.

Traitement.

1. Calmer la douleur. Faire une injection de 1 cent. cube de :

Chlorhydrate de morphine......	0 gr. 10
Sulfate d'atrophine............	0 gr. 005
Eau de lauriers cerises	10 gr.

2. Enrayer le processus inflammatoire :

Application au devant du foie de compresses. Ventouses sèches ou scarifiées, sangsues. Pointes de feu.

II.— PÉRIHÉPATITE SUPPURÉE
(Pyo-périhépatite).

Clinique. — Douleur tantôt sourde et profonde, tantôt aiguë et déchirante. Immobilisation du malade par la douleur, respiration courte et superficielle. Toux sèche. Hoquet. Vomissements verts. Constipation. Petitesse du pouls. Fièvre, frissons (symptôme de péritonite). Voussure des espaces intercostaux de l'hypocondre droit, puis fluctuation profonde, matité hépatique plus étendue.

Etiologie. — Toujours secondaire : traumatisme, abcès du foie, kyste hydatique suppuré, appendicite, ulcères de l'estomac et du duodénum.

Diagnostic. — Avec pleurésie purulente et les divers abcès de la région. Ne s'affirme que par la ponction exploratrice et la radiographie. (Pendant la ponction, la pression du liquide augmente pendant l'inspiration et diminue pendant l'expiration, inversement à la pleurésie.)

Traitement.

1. *Traitement chirurgical* de rigueur dès que le diagnostic de pus est posé.

Incision large et drainage.

2. *Traitement médical palliatif.*

Tonique et reconstituant après l'opération.

III. — PYO-PNEUMO-PÉRIHÉPATITE

(Abcès gazeux sous-phrénique. Pyo-pneumothorax sous-phrénique).

Clinique. 2 phases. — 1. Phase abdominale avec signes de périhépatite aiguë ; — 2. Phase thoracique ; — ampliation énorme de toute la moitié inférieure du thorax droit ; — voussure ; — dyspnée intense ; — abaissement du foie ; — phénomènes amphoro-métalliques dans toute la région ; — refoulement du cœur, évolution presque toujours fatale.

Etiologie. — Secondaire toujours à perforations du tube digestif (estomac, duodénum, cœcum, appendice).

Diagnostic. — Avec pneumothorax, avec kyste hydatique suppuré gazeux (Gilbert et Lippmann). — S'affirme par la ponction et la radiographie.

Traitement. — Le même que pour II.

IV. — PYO-PÉRIHÉPATITE TUBERCULEUSE
(Lannelongue).

Clinique. — Mêmes constatations que pour II, mais évolution beaucoup plus lente et toujours chez des enfants.

Diagnostic. — Age jeune ; — antécédents ; — Épreuve de la cuti-réaction ou de la tuberculine.

Traitement.

I. — Traitement chirurgical :

L'incision simple ne suffit pas ; traiter comme un abcès froid ; ruginer soigneusement les parois de la poche.

II. — Traitement médical et général :

De première importance ici : suralimentation, huile de foie de morue, phosphates, arsénicaux, aération, hygiène.

PLAIES DU FOIE ET DES VOIES BILIAIRES

Clinique. — Mort rapide par hémorragie ou choc.

Sinon, signes révélateurs de plaie hépatique : écoulement de sang et de bile ; — hernie du parenchyme hépatique : — douleur, vomissement bilieux ; — hoquet, ictère, glycosurie.

Signes d'hémorragie interne (pâleur, faiblesse du pouls', d'épanchement intra-péritonéal de bile ou de sang, de péritonite.

Traitement.

I. — Plaie non compliquée :

1. Repos absolu.

2. Diète aqueuse, puis lactée.

3. Injection hypodermique les premiers jours, 1 fois ou 2 fois en 24 heures, d'une seringue de Pravaz de la solution :

Chlorhydrate de morphine....... 0 gr. 10
Eau distillée de lauriers-cerises. ⎫ ââ 5 gr.
Eau distillée bouillie.......... ⎭

4. Pansement aseptique, drainage de la plaie, d'emblée traitement chirurgical : dans plaies du foie, suture ou tamponnement avec extraction des corps étrangers ; dans plaies des voies biliaires, laparotomie suivie de suture ou de drainage avec fistule biliaire, suivant les cas.

II. — Plaie compliquée :

Extraction des corps étrangers : radiographie.

Réduction de la hernie du parenchyme ou résection.

Evacuation des collections péritonéales enkystées.

Evacuation du pus dans cas de suppuration hépatique.

Laparotomie exploratrice indispensable en cas d'hémorragie, de péritonite généralisée, de plaie des voies biliaires.

PYLÉPHLÉBITES

(Inflammation de la veine porte).

Clinique. — 2 formes : adhésive et suppurative ; — Ascite énorme rapide et à reproduction rapide : — Hémorragies gastro-intestinales ; — développement réseau veineux abdominal ; — rate grosse ; — troubles digestifs ; — phénomènes généraux dans suppurée ; — mort fatale.

Etiologie. — Compression par péritonite ou ganglion ; — Infection ; — Cachexie (surtout cancéreuse).

Diagnostic. — Très obscur.

Traitement.

Traitement purement symptomatique :

1. Calmer la douleür : Injection sous-cutanée de 1 cent. cube de :

        Chlorhydrate de morphine........ 0 gr. 10
        Sulfate d'atropine.............. 0 gr. 005
        Eau de lauriers-cerises.......... 10 gr.

2. Calmer la fièvre :

a. Donner en potion 2 cuillerées par jours ou 3 de :

        Antipyrine...................... 10 gr.
        Eau distillée................... 150 g..

Dans un 1/2 verre d'eau de Vichy (Célestins).

b. Mettre un suppositoire de :

        Chlorhydrate de quinine......   )
        Antipyrine..................   } áá 0 gr. 50
        Beurre de cacao........ Q. S. p. 1 suppositoire.

3. Calmer les hémorragies, sucer de la glace et faire une injection sous-cutanée de 1 cent. cube de :

Ergotine.............................. 1 gr.
Eau................................... 9 gr.

SYPHILIS HÉPATIQUE

Clinique.— Chez nouveau-né : abdomen énorme : éruptions cutanées, coryza; cachexie; mort. — La syphilis hépatique apparaît du 1ᵉʳ au 3ᵉ mois.

Chez adultes : ictère syphilitique simple de la période secondaire, mais plus souvent *cirrhose syphilitique* de la période tertiaire. — Foie gros irrégulier (*ficelé*), avec marrons à la surface ; peu de troubles d'abord, puis douleur profonde à droite ; symptômes digestifs et ascite rebelle.

Etiologie. — Infection du foie par le spirochète de Schaudinn (Trépomène pâle).

Diagnostic. — Avec la cirrhose atrophique, le cancer (réaction de Wassermann, influence du traitement).

Traitement.

I. — Traitement mercuriel intense tout d'abord :

a. Faire tous les deux jours une série de 15 piqûres intraveineuses de :

    1 cmc. de solution stérilisée à 1 centigr. de:

        Cyanure de mercure.

ou :

b. Tous les deux jours pratiquer une injection hypodermique de :

    Benzoate de mercure..   Solution à 1 p. 100

    2 cc. 1/2 pour une ampoule stérilisée n° 15.

ou :

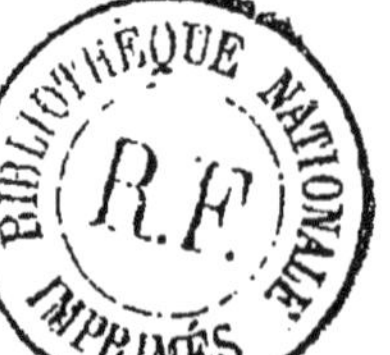

c. Chaque semaine faire une injection profonde intramusculaire de 1/10 de cent. cube (1 division de seringue de Pravaz) de :

Mercure............................	100 gr.
Lanoline anhydre.................	25 gr.
Vaseline solide....................	25 gr.
Huile de vaseline.................	100 gr.

(Huile grise de Lafay.)

II. — *Traitement ioduré parallèlement :*

Prendre chaque jour aux repas 1 cuillerée (2 par jour) de :

Iodure de potassium.............	15 gr.
Sirop d'écorces d'oranges amères..	50 gr.
Eau distillée......................	100 gr.

Durée du traitement mercuriel, 15 jours, repos, puis reprise.

III. — *Traitement reconstituant général :*

Toniques, changement d'air, aéro-hydrothérapie, frictions alcoolisées, bains sulfureux, chlorate de potasse en pastilles comprimées (5 à 6 par jour) durant le traitement mercuriel.

IV. — *Traitement local :*

Ponction de l'ascite.

TUBERCULOSE DU FOIE

Clinique. — 4 formes : 1₀ *Forme latente* : le tubercule isolé ne donne aucun symptôme ; — 2° *Forme chronique* : cirrhose tuberculeuse (ascite, hépatalgie, augmentation de la rate, insuffisance hépatique, durée plusieurs mois) ; — 3° *Forme subaiguë* : réalisée par hépatite nodulaire, les dégénérescences graisseuse et amyloïde (Voy. ces mots) ; — 4° *Forme aiguë* : c'est la cirrhose tuberculeuse graisseuse hypertrophique (troubles digestifs, œdème, subictère, mort par ictère grave ; — durée 5 à 6 semaines).

Diagnostic. — Avec les cirrhoses atrophique et hypertrophique, la dégénérescence graisseuse simple ; — en cas de doute : cuti-réaction ; ophtalmo-réaction ; autres symptômes de tuberculose associés.

Etiologie. — Localisation au foie du bacille de Koch, atteinte de l'organe par le microbe et ses toxines. Association fréquente de l'alcoolisme.

Traitement.

1. Régime lacté d'abord, puis lacto-végétarien.

2. Antisepsie gastro-intestinale.

a. Chaque matin pendant 7 jours prendre 1 pilule de :

Calomel à la vapeur............ 0 gr. 05

p. 1 pilule.

ou :

b. Prendre dans la journée, toutes les heures, une pilule de :

     Calomel............   0 gr. 02 p. 1 pilule n° 8

ou :

    c. Prendre deux fois par jour un des cachets suivants :

     Carbonate calcique.......... ⎫
     Phosphate monocalcique..... ⎬ ââ 0 gr. 50
     Magnésie hydratée............   0 gr. 25

Se méfier du benzonaphtol et autres antiseptiques dans le cas où la cellule hépatique fonctionne mal.

3. Soutenir l'état général. Toniques, stimulants, surtout par voie hypodermique. Faire chaque jour une injection sous-cutanée de :

     Cacodylate de soude.   0 gr. 05 pour 1 ampoule stérilisée n° 12

4. Ponctionner l'ascite au besoin.

5. Lutter contre les autres manifestations de la tuberculose : pulmonaire, intestinale, péritonéale.

TABLE DES MATIÈRES

—

Poitiers. — Imprimerie Blais et Roy, 7, rue Victor-Hugo, 7.

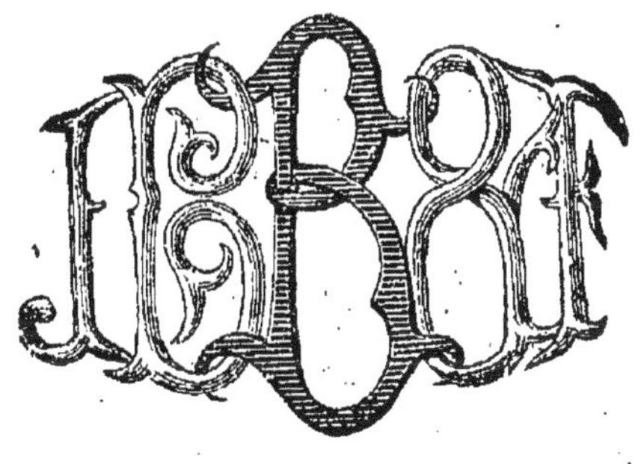